DEDICATORIA

Dedico este libro a todos aquellos que luchan en la batalla contra la preocupación. Que cada uno de nosotros pueda encontrar la paz al descansar y regocijarse en las promesas de Dios.

Originally published in the U.S.A. under the title: *God's Rx for Fear and Worry*
Published by Charisma House, A Charisma Media Company, Lake Mary, FL 32746 USA
Copyright © 2019
All rights reserved

Visite la página web del autor: www.stlukeseye.com
Copyright © 2019 por Casa Creación
Todos los derechos reservados

Library of Congress Control Number: 2019938966
ISBN: 978-1-62999-257-0
E-book ISBN: 978-1-62999-258-7

Algunos fragmentos de este libro fueron publicados anteriormente por Creation House como *Rx for Worry* [La prescripción de Dios para la preocupación], ISBN 0-88419-932-0, copyright © 1998, 2002.

Este libro es una traducción al español de *God's Rx for Fear and Worry*, copyright © 2019 por el Dr. James P. Gills, publicado por Siloam, una empresa de Charisma Media. Todos los derechos reservados.

Impreso en los Estados Unidos de América
19 20 21 22 23 * 5 4 3 2 1

CONTENIDO

INTRODUCCIÓN

N MI PRÁCTICA como oftalmólogo decimos que la peor parte de la cirugía de cataratas tiene lugar la semana anterior al procedimiento real. Es en ese momento cuando los pacientes verdaderamente comienzan a pensar en el procedimiento y anticipan sus efectos. Muchos pacientes se preocupan en este punto con respecto a si la cirugía dolerá o si perderán la visión. Y si antes tuvieron una mala experiencia con algún otro procedimiento, tendrán miedo de la cirugía de cataratas.

Estas preocupaciones y temores son muy importantes y reales. La actitud de un paciente afecta su capacidad para relajarse y cooperar con nosotros durante la cirugía a fin de que podamos realizar el mejor trabajo posible. Por lo tanto, resulta esencial que ayudemos a un paciente a entender el procedimiento y le brindemos tanto consuelo y tranquilidad como podamos.

Sin embargo, a algunas personas no les importa cuánto apoyo les ofrezcamos. Algunos pacientes se preocupan por todos los aspectos de sus vidas. Están paralizados por sus preocupaciones y no pueden disfrutar de la vida a plenitud.

Esta perspectiva negativa de la preocupación nos ciega a las maravillosas realidades del cuidado amoroso que Dios nos demuestra. En ese estado, no podemos sentirnos agradecidos por su soberanía en nuestra vida. Muy a menudo nos preocupamos por cosas que no constituyen una realidad y nos imaginamos situaciones que nunca ocurren. Una de las razones más importantes de nuestra preocupación es que no apreciamos al dador de la vida o la vida divina que Él

1

nos da como creyentes. Esa falta de aprecio afecta nuestra perspectiva y disposición más de lo que percibimos.

Por ejemplo, cuando estamos enfermos, nos preocupamos por curarnos y no nos damos cuenta de que Dios ha creado nuestros cuerpos con un estimado de treintaisiete billones de células que están trabajando activamente para lograr la sanidad. Nuestra preocupación en realidad dificulta ese proceso de curación innata. El diseño inteligente de nuestro Creador implícito en nuestro ADN nos ha precedido a fin de preparar el camino para nuestra sanidad. No obstante, demasiadas veces nos olvidamos de su «ayuda segura en momentos de angustia» (Salmos 46:1) debido a nuestra preocupación y falta de aprecio.

A menudo les pregunto a mis pacientes si le han agradecido a Dios por su páncreas hoy. Probablemente no, pero ha estado trabajando para ellos 24/7 desde su nacimiento. Y hay mucho más que Dios está haciendo y hará por ellos. Sin embargo, su mentalidad llena de preocupación ansiosa muestra una falta de confianza en el Señor. Esto no refleja un espíritu agradecido o un aprecio del Creador y toda su sabiduría.

Médicamente, entendemos que la preocupación es autodestructiva. Y la preocupación resulta innecesaria a la luz del cuidado fiel y soberano del Señor por su creación más elevada: la humanidad. Aun así, todos luchamos con este asunto y necesitamos encontrar ayuda para superar su influencia mortal.

¿Conoce usted a alguien que ha estado paralizado por el miedo y el pensamiento negativo? ¿O que ha estado personalmente tan preocupado que no podía pensar con claridad, dormir en paz o actuar con prudencia? Este tipo de preocupación crónica es una *enfermedad* altamente autoinfecciosa que puede infiltrarse hacia el interior de nuestro ser. Puede infectar nuestros pensamientos, actitudes y acciones. Puede destruirnos física y emocionalmente. Y lo peor de todo, puede destruirnos espiritualmente, porque la preocupación y el temor crónicos causan una división entre nosotros y nuestra confianza en Dios. Cuando nos gobiernan emociones negativas como el miedo y la preocupación, vivimos en contradicción con nuestra relación de confianza y fe en Dios. No creemos que podemos depender de Él. Nos sentimos aislados y solos. En lugar de descansar en las maravillosas disposiciones de su redención, culpamos a Dios por todas las circunstancias malas que tienen lugar en nuestra vida. Como resultado, no vemos las bendiciones que Él provee.

EL TRATAMIENTO PARA LA PREOCUPACIÓN

Todos los días debemos resistirnos a la tentación de preocuparnos y temer. Creo que el tratamiento más efectivo para esta enfermedad destructiva es doble. Primero, debemos cultivar un espíritu de agradecimiento mientras caminamos en el amor de Dios y descansamos en su redención. Es mostrando un espíritu de gratitud que aprendemos a apreciar al Creador, Redentor y Dador de la vida. Luego, a medida que cultivamos una relación con profunda gratitud por la soberanía de Dios y su fidelidad, nos despojamos de nuestra mentalidad de preocupación. Al confiar en el poder y el amor de Dios, aprendemos a vivir en su paz sin importar la situación que enfrentemos en la vida.

He visto este doble tratamiento una y otra vez en la vida de mis pacientes. Estos pacientes, además de enfrentar su propia cirugía, pueden tener familiares que se están muriendo, experimentar problemas financieros, o encontrarse luchando en una relación personal. Ciertamente, a veces se sienten tristes mientras lidian con los problemas de sus vidas, pero no están preocupados.

Están agradecidos con Dios por su cuidado amoroso y buscan continuamente su presencia en sus vidas, lo que les permite descansar en su bondad. Se enfocan en la gratitud al ver todas las formas en que Él provee para ellos. Al alcanzar este lugar de confianza, saben que Dios los ayudará en su cirugía pendiente. Debido a su fe, pueden mirar más allá de sus luchas y ver a Dios obrando continuamente en sus vidas. Estos pacientes agradecidos tienen las mismas preocupaciones y problemas que muchos de nosotros enfrentamos, pero *eligen* no preocuparse, no temer. En cambio, optan por ser agradecidos. Me han mostrado que una actitud constante de agradecimiento los libera de las garras del miedo y llena sus mentes de la paz de Dios.

UN ESPÍRITU AGRADECIDO

Los pacientes que vencen al miedo y la preocupación han aprendido a vivir la realidad de las palabras del apóstol Pablo:

> Alégrense siempre en el Señor. Insisto: ¡Alégrense! Que su amabilidad sea evidente a todos. El Señor está cerca. *No se inquieten* por nada; más bien, en toda ocasión, con oración y ruego, presenten sus peticiones a Dios y denle gracias. Y la

paz de Dios, que sobrepasa todo entendimiento, cuidará sus corazones y sus pensamientos en Cristo Jesús.

—Filipenses 4:4-7

Cuando usted se enfoca en la persona de Jesucristo con agradecimiento, sus ansiedades y temores pueden desaparecer a medida que su corazón rebosa del espíritu de paz y alegría del Señor en su interior. Pablo nos dice que un espíritu agradecido es la mentalidad adecuada para todos los creyentes. Usted puede rechazar la preocupación tal como lo han hecho mis pacientes que demuestran una mentalidad de gratitud, regocijándose con agradecimiento en su relación con Cristo.

¡Qué alivio saber que todos podemos volver nuestros corazones a Dios y poner nuestra vida en sus manos con seguridad! Podemos estar agradecidos por sus bendiciones y dejar que la gratitud llene nuestros corazones. Podemos estar llenos de paz sin que importen nuestras circunstancias. Cuando nos enfocamos en Él con corazones agradecidos, podemos ser fieles a Aquel que provee con fidelidad.

APRECIO

Se nos ha enseñado que hay dos categorías de pecado: los pecados de *comisión* (aquello que hacemos) y los pecados de *omisión* (aquello que no hacemos). Mis pacientes constantemente me escuchan decir que mi mayor pecado de comisión es la preocupación, mientras que mi mayor pecado de omisión es no apreciar al dador y el regalo de la vida. El aprecio implica una conciencia sensible y una expresión de admiración, aprobación o gratitud. Apreciar significa «valorar o admirar altamente».[1]

A fin de apreciar verdaderamente el regalo de la vida, primero debemos ser conscientes del Creador, el dador de toda vida. Nuestro eterno Creador diseñó la vida con un propósito divino. Aprender a apreciar al Creador nos lleva a comprender su propósito y nos permite enfocarnos en ese propósito para nuestra vida en particular. A medida que aprendemos a reverenciar y estimar a nuestro Creador-Redentor, nos llenamos de agradecimiento por su benevolencia, sabiduría, majestad y poder, los cuales ya están obrando en nuestra vida. Nos enfocamos en su bondad y amor, especialmente al tratar los asuntos que causan ansiedad.

Si no apreciamos correctamente a Dios, frustramos la posibilidad de vivir en la paz de un espíritu agradecido con Él. Sin cultivar esa relación divina, nos sentimos solos, aislados y totalmente responsables de nuestra propia felicidad y éxito en la vida. Esta sensación de aislamiento nos deja atrapados en mentalidades egocéntricas y egoístas, que son destructivas en muchos aspectos. Tales mentalidades pueden resultar en relaciones rotas, miedo, inseguridad y muchos otros «síndromes» poco saludables.

La falta de aprecio con respecto a Dios, nuestro diseñador y dador de vida, inevitablemente hará que demos la vida por garantizada. Dejamos de apreciar no solo nuestra vida, sino también las vidas preciosas de quienes nos rodean. Como todo otro pecado, la falta de gratitud tiene consecuencias terribles, la más grave es la ausencia de una relación con Dios. A la inversa, el desarrollo de una relación personal con Dios elimina de nuestra vida el poder destructivo de la ansiedad.

A medida que aprendemos a apreciar al Creador y su diseño de toda la vida, buscaremos conocer su sabiduría cuando enfrentemos situaciones difíciles en lugar de confiar en nuestra propia confusión en cuanto a qué hacer. Buscaremos su soberanía, poder y promesas llenas de gracia en lugar de nuestra propia perspectiva fallida. Cuando aprendemos a admirar y apreciar profundamente a Dios, descubrimos con rapidez que Él es mucho más grande que todos nuestros problemas. Nos convencemos de que cuando nos estamos preocupando, simplemente debemos enfocarnos en Él, que reducirá nuestras ansiedades a la vergüenza y el silencio. No siempre es fácil aquietar una mente que está «demasiado preocupada» tratando de resolverlo todo. Sin embargo, cuando irrumpe una nueva visión de Dios, el hijo de Dios se renueva en su alma, recibiendo nuevas fuerzas para descansar en el Señor y disfrutar de su paz. (Véase Isaías 26:3.)

¿Está usted abrumado por la preocupación? ¿Está lleno de miedo? Hay refugio en los brazos amorosos de Dios. Cuando busque conocer a Dios y su amor, Él le enseñará cómo descansar en su redención. Romperá los lazos de la preocupación. Desterrará al miedo. Obtenemos su paz real y duradera cuando nos dirigimos a Él y le decimos: «Gracias, Padre, por amarme siempre. Gracias por la eternidad que me ofreces a través de la persona de Jesucristo, quien murió y resucitó por mí». Cuando acudimos al Señor para redimirnos, ya no experimentamos temor ni preocupación. Jesús promete una vida de paz para aquellos que aceptan su salvación:

No se angustien. Confíen en Dios, y confíen también en mí [...] La paz les dejo; mi paz les doy. Yo no se la doy a ustedes como la da el mundo. No se angustien ni se acobarden.

—Juan 14:1, 27

Ciertamente, ninguno de nosotros es capaz de evitar las situaciones y circunstancias que pueden crear preocupación y temor. No obstante, podemos contrarrestar la preocupación misma al cultivar un espíritu de gratitud a través del humilde reconocimiento de nuestro Creador y Redentor. Cuando comenzamos a apreciar la grandeza, la majestad, la soberanía, el control amoroso y los propósitos sabios de Dios, aprendemos a entregarnos a su cuidado. Al hacerlo, veremos que Dios nos ha dado muchos recordatorios de su atención precisa y detallada que busca nuestro bien en toda su creación. Esto nos asegura que Él ya está obrando, no solo en la creación que nos rodea, sino también en el cumplimiento de sus promesas a nosotros como sus hijos. Dios es absolutamente fiel a aquellos que se vuelven a Él. Por lo tanto, nos dice: «¡Créanme!».

En este libro, exploraremos juntos formas de edificar nuestra confianza en Dios, profundizar nuestra fe, practicar un espíritu de agradecimiento, aumentar nuestro aprecio por Dios y tomar medidas prácticas para ganar la guerra contra el miedo y la preocupación. Las preguntas de discusión al final de cada capítulo están diseñadas con el objetivo de ayudarlo a examinar los temores y preocupaciones de su vida y buscar formas por medio de las cuales sea capaz de fortalecer su propia relación con Dios. También puede usar las preguntas como parte de un estudio en grupo para que lo ayuden a hablar sobre problemas reales dentro de un entorno cristiano. Algunos versículos adicionales de las Escrituras se incluyen a fin de proporcionar más información.

Así que no temas, porque yo estoy contigo.

—Isaías 41:10

La Biblia nos dice repetidamente: «No temas» y «No tengas miedo» (NTV). En muchos de esos pasajes estas frases van seguidas por las palabras «yo estoy contigo» u otras similares. Debido a que Dios está con nosotros no tenemos que temer. Él siempre estará con sus hijos. Aprendamos a confiar plenamente en Dios con agradecimiento por su gracia. ¡Él destruirá el miedo y la preocupación! ¡Él nos dará paz ahora y siempre! ¡Amén!

CAPÍTULO 1

LA ENFERMEDAD DE LA PREOCUPACIÓN

MAGINE QUE TENGO un coche deportivo nuevo. Es simplemente perfecto. Me encanta el color y el modelo. Y vino con todo tipo de extras electrónicos y artilugios. Es el coche más lujoso del mundo. Sin embargo, hay un problema: el freno bloquea constantemente una de las ruedas. Cada vez que acelero, doy vueltas en círculos.

Si bien esta no es una historia real, ilustra de qué manera la preocupación nos afecta como seres humanos. La preocupación frena una de nuestras ruedas. Podemos ser el «auto deportivo más elegante» del mundo, pero solo daremos vueltas en círculos si la preocupación nos consume.

Conozco a algunos individuos que, cuando se preocupan, tienen problemas para comer. Otros se encierran en sus oficinas u hogares. En su aislamiento, la preocupación los estrangula. Permítame confesarle que he pasado más de unas pocas noches sin dormir preocupándome por mi trabajo, mi esposa y mis hijos a lo largo de los años. Así que sé cómo la preocupación cobra su peaje en muchas áreas de la vida. Veamos algunos de sus efectos dañinos.

Intelecto

Resulta natural para nosotros dar toda la vida por garantizada, sin detenernos a apreciar la maravilla de la creación de Dios. Consideremos el cuerpo humano, por ejemplo. Este utiliza sus aproximadamente treintaisiete billones de células para servirnos de diversas maneras todos los días. En verdad hemos sido hechos «asombrosa y maravillosamente» (Salmos 139:14, LBLA). Hay tantas cosas que continuamente Dios está haciendo —y hará— por nosotros, que simplemente no las *apreciamos*. Esta falta de aprecio con respecto a nuestro Creador y toda la sabiduría que Él le ha otorgado a la humanidad, su creación más elevada, crea una mentalidad de preocupación ansiosa en lugar de confianza en el Señor al enfrentar problemas de salud difíciles u otras situaciones en la vida que no sabemos cómo manejar.

Cuando nuestros procesos de pensamiento están llenos de preocupación, esto afecta nuestra forma de pensar. Luchamos para tener ideas creativas y enérgicas, lo que resulta en que produzcamos un trabajo descuidado e inexacto; terminamos enfocándonos más en la presión que crean los plazos que en la calidad de nuestro trabajo. Si la ansiedad y la preocupación nos dificultan comer o dormir, enfocar nuestras mentes se vuelve aún más difícil. La desorganización se establece, porque no podemos procesar la información de manera efectiva y decidir qué es lo importante. Distraídos, saltamos de una tarea a otra sin la sensación de haberla finalizado. Esto resulta en la indecisión, la cual conduce a la improductividad. Algunas personas reaccionan convirtiéndose en adictos al trabajo, motivadas por preocupaciones con respecto al trabajo o la seguridad financiera.

Cuando vivimos preocupados y temerosos, no consideramos la fidelidad de nuestro Dios para todos los que lo invocan en momentos de necesidad. Y no entendemos que Él es benevolentemente soberano, gobernando sobre todos: «El Señor ha establecido su trono en el cielo; su reinado domina sobre todos» (Salmos 103:19). En nuestra falta de aprecio por Dios, no recibimos su amor infinito y la paz que nos ofrece gratuitamente.

Emociones

Hemos discutido cómo nuestra salud mental se ve directamente afectada por el miedo y la ansiedad descontrolados. Y cuando vivimos en constante preocupación, nuestras emociones parecen estar fuera de control y no respondemos normalmente a las situaciones cotidianas. Nuestras preocupaciones pueden convertirse en temores que nos causan inquietud y nos hacen sentir irritables y ser susceptibles a los ataques de pánico. En respuesta, podemos volvernos deprimidos, negativos, críticos, sentenciosos, dominantes y controladores. Podríamos ser capaces de manipular a los demás para que estén cerca de nosotros, pero no lo hacen voluntariamente, porque no resulta divertido estar con nosotros.

La preocupación y el miedo, así como todas las emociones

negativas que surgen de estas enfermedades, pueden reprimir nuestra capacidad de llegar a los demás. Como resultado, podemos ser menos confiados y tener dificultades para construir amistades genuinas. Nos retraemos, nos relacionamos con cada vez menos personas, y finalmente nos aislamos. La ansiedad es la base de muchas enfermedades psiquiátricas y psicosomáticas.

Salud

La preocupación nos agota mental y emocionalmente y tiene efectos tangibles en nuestra salud física. Si no se controla, puede convertirse en una enfermedad progresiva que es capaz de arruinar nuestra vida e incluso matarnos. La hipertensión es un ejemplo de una afección potencialmente mortal causada a veces por la preocupación, al igual que un sistema inmunológico debilitado. Un sistema inmunológico debilitado nos hace vulnerables a todo, desde resfriados repetidos hasta enfermedades mucho más graves.

Charles Mayo, cofundador de la Clínica Mayo, señaló cómo la preocupación afecta a todo nuestro cuerpo, impactando a los sistemas corporales principales, como nuestro sistema circulatorio, nuestras glándulas y nuestro sistema nervioso, por nombrar solo algunos. Mayo dijo que nunca supo de nadie que muriera por exceso de trabajo, pero sí conoció a personas que murieron de preocupación.[1] Podemos preocuparnos hasta la muerte, pero nunca podemos preocuparnos por una vida más larga, saludable y feliz: una vida agradecida enfocada en Dios.

Gratitud

En contraste con una vida plagada de preocupación y miedo, cuando estamos llenos de un espíritu de gratitud, nos encontramos en paz con Dios y la vida. Cuando aprendemos a descansar en el amor de Dios y disfrutamos de su redención obrando en nuestras vidas, somos productivos en el trabajo, logrando mucho más debido a que podemos enfocarnos en la tarea en cuestión. Sabemos que somos amados y confiamos en que el cuidado amoroso de Dios está presente en cada situación de la vida que enfrentamos. En este estado de paz, comemos, descansamos y sanamos adecuadamente. Aprendemos a apreciar profundamente a quienes nos rodean y disfrutamos de relaciones armoniosas con nuestra familia y amigos. Somos capaces de amar y servir a los demás, perdonarlos, sentirnos agradecidos por ellos, animarlos y apreciarlos.

La vida de Earl Arnett Seamands (1891-1984), un misionero en el sur de la India, ilustra de forma maravillosa el poder de servir a los demás mientras vivía su vida llena de confianza y descanso en Dios. En 1919, renunció a una exitosa carrera como ingeniero y se mudó con su familia a la India para servir como misioneros allí. Vivir en un país en desarrollo durante la primera parte del siglo veinte resultó ser una tarea desalentadora.

El señor Seamands ganaba unos escasos cien dólares al mes y sufrió un tremendo choque cultural en la India. Él y su familia no solo carecían de cosas que no habían valorado lo suficiente, como un piano y un automóvil, sino que también se vieron obligados a vivir sin agua corriente ni tuberías interiores. Incapaz de realizar el difícil ajuste a este estilo de vida primitivo, la señora Seamands se quejó con fuerza e incesantemente. Tan negativa fue la atmósfera que creó en su hogar y para aquellos que la rodeaban, que sorprendentemente algunos de los colegas cristianos del Sr. Seamands incluso le sugirieron que haría bien en divorciarse de ella.

Sin embargo, la respuesta paciente de este hombre piadoso a tal sugerencia fue: «Puedo divorciarme de ella como usted propone, pero eso no sería lo que el Señor querría que hiciera. Me puedo separar de mi esposa y de sus quejas y seguir viviendo la vida que quiero, o puedo orar constantemente por ella y convertirme en un intercesor a su favor en lugar de ser su acusador».

Con esta actitud de humildad, el señor Seamands decidió interceder por su esposa y ayudarla en lugar de enfadarse por sus actitudes y destruir su matrimonio. Mientras continuaba orando por su esposa, ella comenzó a cambiar positivamente y a ser más tolerante con su estilo de vida desafiante. Cuando el señor Seamands se alineó con la voluntad de Dios y permitió que su amor por su esposa lo mantuviera intercediendo por ella, este hombre superó la actitud crítica de su mujer y las continuas disputas. Mientras le servía con amor, juntos triunfaron sobre todas las probabilidades para salvar su matrimonio y fortalecer su ministerio.[2]

El profundo aprecio del señor Seamands por Dios y el deseo de servirle con un espíritu de agradecimiento fue la prioridad enfocada que lo ayudó a apreciar a su esposa, a pesar de que ella se estaba comportando de una manera poco agradable. Su alineamiento con Dios le dio fuerzas para superar la situación negativa en su hogar, vencer los desafíos de la vida durante una temporada difícil, y emerger como un siervo más fuerte de Dios.

¿MARTA O MARÍA?

En el Evangelio de Lucas encontramos a dos hermanas, Marta y Mary, que tienen actitudes diferentes cuando se trata de lidiar con la preocupación. Ellas ilustran la diferencia entre aquellos que se preocupan y aquellos que no. En esta historia encontramos a Jesús y sus discípulos deteniéndose en la casa de las hermanas para visitarlas y comer. Mientras Marta se apresuraba dando vueltas por la casa preparando todo para la comida, María se sentó a los pies de Jesús y lo escuchó hablar. Finalmente, Marta se sintió tan irritada por tener que hacer todo el trabajo por sí misma que se quejó con Jesús.

«Señor, ¿no te importa que mi hermana me haya dejado sirviendo sola? ¡Dile que me ayude!» (Lucas 10:40).

Las palabras de Jesús probablemente la sorprendieron. «Marta, Marta [...] estás inquieta y preocupada por muchas cosas, pero solo una es necesaria. María ha escogido la mejor, y nadie se la quitará (vv. 41-42). El problema no era que Marta estuviera trabajando. El problema radicaba en su actitud. Marta no estaba agradecida de que el Señor hubiera venido a visitarla. Ella no apreciaba su presencia como lo hacía su hermana María. Marta estaba preocupada por la carga que creó su visita: preparar la comida, arreglar la casa, atender a los invitados. Jesús trató de mostrarle que ella necesitaba cambiar su enfoque. En lugar de darle prioridad a su trabajo, necesitaba darle prioridad a la presencia de Dios.

En contraste, Jesús alabó a María por su actitud. Ella sabía que lo más importante no era lo que hacía, sino que estaba agradecida por la presencia del Señor y alineada con Él. María lo estimó por quien era y deseaba sentarse a sus pies con humildad para escuchar las palabras del Maestro.

Lo mismo sucede con cada uno de nosotros. Jesús conoce las intenciones detrás de nuestro trabajo y nuestra preocupación. Sabe que lo que realmente necesitamos es cambiar nuestro enfoque: de la actividad ansiosa a la relación reverente. Necesitamos humillarnos en su presencia en lugar de tratar de «hacer cosas» orgullosamente por nuestra cuenta. Cuando le damos prioridad solo a las acciones y los resultados tangibles —tales como nuestras actividades relacionadas con el trabajo— sin mantener una relación con nuestro Señor, estaremos llenos de ansiedades y temores.

Cuando estamos alineados con Jesús, nuestras preocupaciones se desvanecen. Llenos de gratitud por su presencia en nuestra vida, podemos ver cómo nos guía y nos bendice. Cuando estamos totalmente comprometidos con Él, nos envuelve la presencia de Dios a través de la persona de Jesucristo, quien nos ha prometido darnos paz y descanso:

> Vengan a mí todos ustedes que están cansados y agobiados, y yo les daré descanso. Carguen con mi yugo y aprendan de mí, pues yo soy apacible y humilde de corazón, y encontrarán descanso para su alma. Porque mi yugo es suave y mi carga es liviana.
>
> —Mateo 11:28-30

¿Qué estilo de vida elegiría usted? ¿Prefiere seguir al Dios de paz o quedarse paralizado por la preocupación? Si bien la elección correcta puede ser obvia, no siempre resulta fácil. Considero que la preocupación comienza inocentemente, como una preocupación natural por nuestras necesidades básicas. ¿Tenemos suficiente dinero para pagar por la comida, la ropa y un refugio adecuado? ¿Nuestra salud es buena? ¿Nuestros amigos y familiares están sanos y felices? Es perfectamente natural tener estas preocupaciones. En realidad, es bueno que nos preocupemos, porque entonces pasamos a realizar la acción adecuada. Trabajamos para poder pagar la comida, la ropa y un lugar donde vivir. Vamos al médico cuando no nos sentimos bien. Tratamos de ser cariñosos y atentos con nuestra familia y amigos. Y apreciamos a Dios, expresando gratitud por todo lo que Él provee.

Satanás sabe que si nos dan a elegir, preferiríamos tener paz que agitación, así que usa nuestra propia voluntad humana débil y nuestros deseos para apartarnos de nuestra confianza en Dios y llevarnos a un estilo de vida lleno de preocupación. A medida que estamos menos enfocados en Dios y nos volvemos más egocéntricos, nuestras inquietudes naturales se convierten en preocupaciones. Dejamos de confiar en que Dios proveerá comida y ropa adecuadas. Creemos que tenemos que enfocarnos en satisfacer nuestras propias necesidades de la ropa adecuada, la casa adecuada, el automóvil adecuado, el trabajo adecuado, el cónyuge adecuado y el club de campo adecuado. Pensamos que tenemos que cuidarnos a nosotros mismos y nos preocupamos por las circunstancias y los acontecimientos que están fuera de nuestro control. Esto puede conducir a comportamientos egoístas. Una mente en esta condición se ve agobiada fácilmente por una preocupación y un miedo irrazonables, y no puede diferenciar entre las inquietudes legítimas y los problemas que solo existen en nuestra cabeza.

Ninguno de nosotros es inmune al egoísmo y la preocupación y al miedo que generan. Nos ha sucedido a todos en algún momento de nuestra vida. La preocupación puede mantenernos atrapados firmemente sin que lo sepamos. El profeta Isaías lo resumió cuando dijo:

> Todos andábamos perdidos, como ovejas; cada uno seguía su propio camino, pero el SEÑOR hizo recaer sobre él la iniquidad de todos nosotros.
>
> —ISAÍAS 53:6

Este versículo se ha convertido en una gran motivación para mí cuando lo visualizo de dos formas. Primero, me veo haciendo las cosas a mi manera, actuando según mis propios sueños, aspiraciones y deseos. Luego veo a Cristo en la cruz, llevando mis pecados. En la primera escena estoy disfrutando de mi placer pecaminoso y no me preocupo por Dios. En la otra escena, Cristo se preocupa por mí y paga el precio por mis pecados.

La primera escena me rompe el corazón incluso cuando me desafía. La segunda escena me proporciona una fuerza motivadora que proviene de la comprensión de que Dios me ama de un modo asombroso. Esta comprensión une tanto mi corazón a Él que quiero serle leal. Cuando descubro que estoy cayendo en una preocupación egoísta, acudo a este verso y visualizo el gran amor de Cristo por mí, y al hacerlo, comienzo a confiar nuevamente en Dios con fuerzas renovadas y a dejar a un lado mis caminos egoístas para buscar su voluntad.

¿Hará usted eso conmigo ahora? Oremos:

> *Señor, soy egoísta. He buscado mi propio camino y te he ignorado. Perdóname cuando trato de vivir según los estándares mundanos. Perdóname por pensar que no puedo depender de ti. Me comprometo de nuevo a buscar tu voluntad y no los caminos del mundo. Sé que soy tu hijo y que me cuidarás. Gracias por tus fuentes infinitas de amor, misericordia y gracia. Gracias por la fuerza que proviene de confiar en ti. Amén.*

El siguiente cuadro ilustra a partir de las Escrituras la diferencia entre la mentalidad de preocupación y la mentalidad de paz y gratitud.

Preocupación	Gratitud
No conocen la senda de la paz. —Romanos 3:17 (La preocupación destruye la paz.)	Al de carácter firme lo guardarás en perfecta paz, porque en ti confía. —Isaías 26:3 (Disfrutamos de paz interior.)
¡Maldito el hombre que confía en el hombre! [...] Morará en la sequedad del desierto. —Jeremías 17:5-6 (La preocupación nos seca espiritualmente.)	El Dios eterno es tu refugio; por siempre te sostiene entre sus brazos. —Deuteronomio 33:27 (Sentimos la provisión de Dios.)
Pero las preocupaciones de esta vida, el engaño de las riquezas y muchos otros malos deseos entran hasta ahogar la palabra, de modo que esta no llega a dar fruto. —Marcos 4:19 (La preocupación nos impide escuchar a Dios.)	Voy a escuchar lo que Dios el Señor dice: él promete paz a su pueblo. —Salmos 85:8 (Escuchamos a Dios).
Si siguen mordiéndose y devorándose, tengan cuidado, no sea que acaben por destruirse unos a otros. —Gálatas 5:15 (La preocupación produce relaciones malas.)	Que gobierne en sus corazones la paz de Cristo, a la cual fueron llamados en un solo cuerpo. Y sean agradecidos. —Colosenses 3:15 (Tenemos relaciones pacíficas.)
La parte que cayó entre espinos son los que oyen, pero, con el correr del tiempo, los ahogan las preocupaciones [...] y no maduran. —Lucas 8:14 (La preocupación nos hace improductivos en nuestro trabajo para el Señor y los demás.)	Confía en el Señor de todo corazón, y no en tu propia inteligencia. Reconócelo en todos tus caminos, y él allanará tus sendas. —Proverbios 3:5-6 (Somos productivos bajo la guía de Dios.)

—Marta, Marta —le contestó Jesús—, estás inquieta y preocupada por muchas cosas. —Lucas 10:41 (Nos sentimos agotados en medio de nuestro trabajo.)	Confía en el Señor […] Deléitate en el Señor […] Guarda silencio ante el Señor, y espera en él con paciencia. —Salmos 37:3-5, 7 (Tenemos paz en nuestro trabajo.)
No amen al mundo ni nada de lo que hay en él […] El mundo se acaba con sus malos deseos, pero el que hace la voluntad de Dios permanece para siempre. —1 Juan 2:15, 17 (Nos enfocamos en el mundo material.)	Aunque por fuera nos vamos desgastando, por dentro nos vamos renovando día tras día. —2 Corintios 4:16 (Estamos enfocados en la eternidad).
Entonces Jacob, su padre, les dijo: —¡Ustedes me van a dejar sin hijos! José ya no está con nosotros, Simeón tampoco está aquí, ¡y ahora se quieren llevar a Benjamín! ¡Todo esto me perjudica! —Génesis 42:36 (No percibimos el propósito de Dios).	Sabemos que Dios dispone todas las cosas para el bien de quienes lo aman, los que han sido llamados de acuerdo con su propósito. —Romanos 8:28 (Sabemos que Dios está en control.)
No tengo dónde refugiarme; por mí nadie se preocupa. —Salmos 142:4 (Nos sentimos solos y aislados. No experimentamos la presencia de Dios).	Así que no temas, porque yo estoy contigo; no te angusties, porque yo soy tu Dios. —Isaías 41:10 (Dios está con nosotros.)

La preocupación no es un estado de vida permanente cuando permitimos que el Espíritu de Dios obre en nuestra vida. Jesús vino a darnos su paz. ¡Estas son buenas noticias para nosotros los pecadores! En los próximos capítulos consideraremos con más detalle las variadas formas que asume el egoísmo y las diferentes maneras en que produce preocupación. También veremos el plan de Dios para redimirnos del egoísmo y ayudarnos a rendirnos a su voluntad. Y entenderemos de qué modo meditar en las maravillas de la creación de Dios que nos rodea puede evocar un profundo aprecio y fortalecer nuestra confianza en Dios.

PREGUNTAS DE 🌿 DISCUSIÓN

1. ¿Qué le preocupa ahora? ¿Cómo está afectando eso su salud? ¿Cómo está afectando sus relaciones?

_____

_____

_____

_____

_____

2. ¿Qué lo hace sentir en paz? ¿Cómo esa actitud afecta su salud y sus relaciones?

_____

_____

_____

_____

3. ¿Cómo puede usted profundizar su aprecio por Dios y su regalo lleno de gracia de la vida?

_____

_____

_____

_____

4. Haga una lista que contenga algunas maneras de practicar la gratitud esta semana. Por ejemplo, agradecerle a alguien con quien se encuentre hoy: un vendedor, una recepcionista o un vecino. O escribirle una nota a una persona especial.

_____

_____

_____

_____

_____

5. ¿Cuáles son algunos obstáculos que le impiden pedirle a Dios su paz?

_____

_____

_____

_____

6. ¿Qué versículo bíblico le habla a su corazón acerca de sus preocupaciones?

_____

_____

_____

_____

_____

CAPÍTULO 2

ASOMBRO, APRECIO
Y ADORACIÓN

OMO MENCIONÉ ANTERIORMENTE, el espíritu y la práctica de la gratitud constituyen un arma poderosa contra la «enfermedad» autodestructiva de la preocupación, una enfermedad que todos somos demasiado propensos a sufrir. ¿Por qué somos tan vulnerables a la preocupación? Como comentamos, muchas personas no viven una vida llena de agradecimiento, porque realmente no aprecian el regalo de la vida que se les ha dado. Cuando no apreciamos a Dios, se deduce que no apreciamos su regalo de la vida para nosotros y los demás.

El resultado de no cultivar una relación íntima con nuestro Dios amoroso es que caemos en una vida egoísta, buscando solo complacernos a nosotros mismos mientras les hacemos demandas injustas a los otros. En medio de nuestra ceguera egocéntrica, fallando en reconocer a Dios, pensamos que nuestra seguridad, nuestra felicidad y nuestro bienestar dependen solo de nosotros. Cuando no podemos controlar las circunstancias y a las personas para asegurar nuestra percepción de la felicidad, la ansiedad y la preocupación comienzan a amargar nuestros corazones y nuestras mentes. Sin una revelación del gran poder de Dios y su amor por nosotros personalmente, nunca podemos aprender a apreciar de verdad el regalo de la vida que Él nos ha dado para que lo disfrutemos. En su libro *Radical Gratitude* [Gratitud radical], Ellen Vaughn comenta sobre esta triste realidad:

> Vivimos en una tierra que ha perdido en gran medida el sentido de la reverencia santa, por no hablar de lo trascendente. La mayoría de las cosas se evalúan según el criterio: «¿Cómo esto me afecta?». En una cultura

sumamente autorreferencial, resulta difícil concebir algo que es tan enteramente...Otro [...] Muy a menudo trivializamos lo santo, percibiendo a Dios como una extensión de nosotros mismos. Dios es blanco, igual que nosotros. O negro, o asiático, o hispano, o lo que sea [...] No. Dios es enorme. Misterioso. Multidimensional.[1]

Es un hábito de las personas agradecidas, concluye Vaughn, «mirar hacia arriba y ver a Dios como Dios. Cuando lo miramos, primero nos sentimos sobrecogidos y asombrados, y luego nos llenamos de gratitud debido a que alguien tan grande se digne a amar a los más pequeños».[2]

Debemos reconocerlo, y luego esa gratitud a Dios sirve como un catalizador para que tengamos un mayor aprecio por el regalo de la vida que Él nos ha dado. Recuerde que antes definimos *apreciar* como simplemente «valorar o admirar altamente». Estoy convencido de que si nos detenemos a apreciar la creación de Dios que se encuentra a nuestro alrededor, nuestra perspectiva egoísta de la vida puede cambiar. Las Escrituras confirman que podemos ver a Dios en su creación: «Porque desde la creación del mundo las cualidades invisibles de Dios [...] se perciben claramente a través de lo que él creó, de modo que nadie tiene excusa» (Romanos 1:20).

Cuando permitimos que nuestros corazones se llenen de *asombro* por el cosmos milagroso que nos rodea y la obra divina que somos como seres humanos, comenzamos a inclinarnos con gratitud por la gran bondad que Dios nos muestra. Nos damos cuenta de su gran fidelidad y aprendemos a descansar en su gobierno soberano sobre nuestras vidas. De esta manera, el verdadero aprecio por Dios y su creación puede librarnos de nuestra preocupación y ansiedad. Comenzamos a comprender el gran amor que Dios tiene para nosotros y aprendemos a cultivar una relación con él. En lugar de quejarnos y mostrar actitudes negativas, el aprecio por Dios lleva a nuestros corazones a la respuesta espontánea de la *adoración*, llenándonos de alabanza y agradecimiento por su regalo de la vida, ahora y por la eternidad.

El conocimiento de la creación nos revela la naturaleza de nuestro Creador. A medida que dedicamos un tiempo a apreciar el mundo que nos rodea y permitir que las maravillas de la creación nos llenen de asombro, contemplamos la mano infinita del Creador en nuestro universo. Esto a su vez trae una comprensión de que Él está fuera del tiempo o cualquier otra fuerza finita y limitante. Dios es eterno

Y si Él diseñó la vida con un propósito divino, debe desear revelar su propósito eterno y amoroso para nuestras vidas.

Aprender a apreciar al Creador puede ser un punto de partida para que descubramos los beneficios eternos de conocer a Dios, recibiendo a su Hijo Jesucristo como nuestro Salvador, y experimentando así la infinita calidad de la vida que es eterna. Jesús oró al Padre para que le concediera vida eterna a todos aquellos que Dios le había dado. «Y esta es la vida eterna: que te conozcan a ti, el único Dios verdadero, y a Jesucristo, a quien tú has enviado» (Juan 17:3).

Sin embargo, he observado que incluso las personas de fe —creyentes nacidos de nuevo en Cristo que aman a su Redentor Creador— a menudo carecen de un aprecio profundo por su creación. Esta falta de aprecio les impide disfrutar plenamente de la calidad de la vida eterna que se les ha dado en esta vida. Al tener corazones que se quejan, no logran comprender el maravilloso don de la belleza en la naturaleza. Y a menudo, al dar sus propias vidas por garantizadas, abusan del don de la salud física que Él les ha dado.

Entregarle nuestra vida a nuestro asombroso Creador Redentor nos permite participar en su propósito maravilloso y divino para nuestras vidas. Cuando le expresamos nuestra gratitud a Dios, nuestros corazones se humillan y se llenan de aprecio por quién Él es. La enfermedad de la preocupación es erradicada y desplazada cuando el corazón de un creyente está lleno de alabanza y adoración a Dios.

El salmista demuestra cómo nuestra humilde adoración a Dios brinda la satisfacción más profunda que un corazón humano puede conocer.

> ¡Oh Señor, cuán numerosas son tus obras! ¡Todas ellas las hiciste con sabiduría! ¡Rebosa la tierra con todas tus criaturas! [...] Cantaré al Señor toda mi vida; cantaré salmos a mi Dios mientras tenga aliento. Quiera él agradarse de mi meditación [...] me alegro en el Señor.
>
> —Salmos 104:24, 33-34

Probablemente exista una escena o sonido favorito de la naturaleza que llene su corazón de asombro, aunque solo sea por un momento. Quizás se trate de un lugar especial en la naturaleza donde a usted le gusta respirar profundamente y fusionar su psique con la visión de la creación de Dios en la que se está deleitando. ¿O tal vez esto ocurre cuando observa con asombro un cielo oscuro lleno de miles de millones de diminutas lucecitas brillantes? ¿Disfruta del increíble poder de una tormenta eléctrica con sus relámpagos y estruendos? Quizás se sienta fascinado por una flor silvestre de colores brillantes que florece bajo un peñasco donde nadie más la verá. Los fenómenos de las maravillas de la naturaleza parecen infinitos en número y son exquisitos en belleza, llenando de aprecio al corazón observador.

Si no hay nada en su vida que lo haga sentir agradecido, le sugiero que medite sobre la grandeza de Dios evidente en la creación y considere las palabras del salmista: «Llena está la tierra de tus posesiones» (Salmos 104:24, LBLA). Hacerlo puede llenarlo de asombro y admiración mientras contempla con nuevos ojos la obra de su Creador. Permita que sus ojos vean su creación; deje que sus oídos escuchen los sonidos de esta; disfrute de su fragancia y su toque. Permita que su espíritu se ensanche y refresque con la exquisita belleza que lo rodea durante su día normal, y aprenderá a brindarle su adoración y alabanza a Dios por quién Él es y quién lo ha hecho ser a usted según sus grandes propósitos.

> Reconozcan que el SEÑOR es Dios; él nos hizo, y somos suyos. Somos su pueblo, ovejas de su prado. Entren por sus puertas con acción de gracias; vengan a sus atrios con himnos de alabanza; denle gracias, alaben su nombre.
>
> —SALMOS 100:3-4

La adoración a Dios lleva a nuestros corazones agradecidos a una profunda intimidad con nuestro Redentor Creador. Dios responde a nuestra expresión de amor con la profundidad de su amor: «Dios es amor» (1 Juan 4:8). Solo esa relación de amor divino puede satisfacer verdaderamente el clamor del corazón humano por paz, descanso, seguridad y plenitud.

Cuando usted esté dispuesto a dejar de buscar seguridad y satisfacción en sus circunstancias naturales o las relaciones con las personas y comience a permitir que el *asombro* y el *aprecio* por el Creador Redentor llenen su corazón, descubrirá que su vida está llena de *adoración* a Él. Y sabrá en lo profundo de su corazón que no hay razón para preocuparse o temer mientras descubre continuamente que el amor eterno e insondable de Dios llena su vida.

PREGUNTAS DE DISCUSIÓN

1. ¿Tiene usted un «lugar natural» favorito? ¿Evoca asombro por el Creador en su mente y su corazón? Descríbalo y la sensación que le produce.

_____

_____

_____

2. ¿Ha comparado la grandeza infinita del Creador, Dios, con su propia finitud? ¿Puede confiar en su amor para que tenga el control de su vida? ¿Qué áreas de su vida necesita entregar a su amor infinito?

_____

_____

3. ¿Qué atributo divino de Dios aprecia usted más? ¿Esa característica de Dios evoca la adoración de su corazón? Si es así, ¿cómo le expresa su profundo amor por Él?

_____

_____

4. Si no lo ha hecho antes, memorice Salmos 23 esta semana. Si ya lo hizo, declárelo en oración cada día y considere la hermosa imagen de la paz, la seguridad y el amor de Dios que este salmo revela para aquellos que le han entregado su vida al Gran Pastor.

_____

_____

_____

CAPÍTULO 3

LA REALIDAD FRENTE
A **LA PREOCUPACIÓN**

E S UN HECHO que muchas de las cosas por las que nos preocupamos simplemente no están basadas en la realidad. Más bien se basan en suposiciones. E incluso las cosas por las que nos preocupamos que parecen ser reales, tal vez no lo sean cuando se consideran a la luz de la realidad espiritual más elevada que Dios nos ofrece. Por ejemplo, podemos sentirnos solos, no amados y sin valor alguno. No obstante, si observamos la realidad de la verdad de la Palabra de Dios, sabremos que esos sentimientos no se corresponden con la realidad de los creyentes que han confiado en Él.

Dios ha dicho: «Nunca te dejaré; jamás te abandonaré».

—HEBREOS 13:5

Dios es amor [...] nosotros amamos porque él nos amó primero.

—1 JUAN 4:16,19

Nuestro gran Creador, Dios, siente un amor infinito por su creación. Y demostró un amor redentor por la humanidad al enviar a su Hijo, Jesús, a morir por nuestros pecados a fin de llevarnos de nuevo a una relación de justicia, paz y gozo con Él. Dios nos ha diseñado para vivir en su paz, amor, profunda satisfacción y gozo divinos en una relación con Él. Cuando estamos alineados con la realidad de Dios, es muy difícil sentir preocupación, la cual se basa en el miedo en lugar de en el amor. Su Palabra promete: «El amor perfecto echa fuera el temor» (1 Juan 4:18).

La grandeza de las realidades científicas de la creación puede servir como un catalizador para evocar asombro y aprecio por Dios en nuestros corazones. Observando desde los parámetros precisos de nuestro planeta hasta el funcionamiento impecable de nuestro ADN humano, es posible aprender a apreciar el poder y el amor de Dios revelados en su creación. Podemos enfrentar nuestras preocupaciones meditando en la maravilla del poder de Dios y su cuidado soberano de toda la creación; especialmente en su amor por la humanidad, a quien hizo a su propia imagen. Comenzamos a comprender que Dios está obrando a nuestro favor de una forma tan completa, precisa, poderosa y cuidadosa como lo está haciendo en el universo. Y con ese conocimiento, podemos aprender a descansar en el poder soberano y el amor de nuestro gran Redentor Creador.

El Dr. Richard Swenson es un educador galardonado y autor de libros que han sido éxitos de ventas. En el año 2003, las Asociaciones Cristianas Médicas y Dentales lo honraron con el premio al Educador del Año. Él ha viajado a más de cincuenta países y presentado su investigación científica a grupos tan prestigiosos como la Clínica Mayo, miembros de las Naciones Unidas, el Pentágono y miembros del Congreso. El Dr. Swenson afirma: «Mientras más entendemos sobre el poder de Dios, menos nos preocupamos por nuestra debilidad».[1] Y como Dios es amor (1 Juan 4: 8), podemos confiar en su poder para satisfacer todas nuestras necesidades. En resumen, cuando nos enfocamos en Dios, entendemos que no tenemos que preocuparnos.

En su libro *More Than Mets the Eye* [Más de lo que se ve a simple vista] (también presentado en una fascinante serie en DVD), el Dr. Swenson describe al cuerpo humano como un «reflejo de la brillantez, el genio, el poder, la precisión, la sofisticación de un Creador todopoderoso».[2] Mientras consideramos juntos algunos datos científicos que el Dr. Swenson presenta acerca de la vida tal como la conocemos, permita que su corazón experimente asombro y gratitud por el gran regalo de Dios de la vida al crear el cuerpo humano.

«Hay 10 a la 28 (10 con 28 ceros) átomos en el cuerpo humano; estos son más que las estrellas que hay en el universo. Renovamos un billón de átomos cada mil millonésima de segundo. Y si examinamos el espacio subatómico donde residen las partículas más pequeñas que los átomos (como los electrones, los protones y los neutrones) encontramos que tal vez somos infinitos en una dirección subatómica. La teoría científica de las «supercuerdas» (constituyentes fundamentales de la realidad subatómica representada como cuerdas de energía en lugar de partículas) postula que los bloques de construcción más básicos de la vida que se encuentran en la esfera microscópica de nuestro cuerpo son cien mil billones de veces más pequeños que una partícula de protón.[3]

El corazón late dos mil quinientos millones de veces en la vida y bombea sangre a más de sesenta mil millas (noventa y seis mil kilómetros) de vasos sanguíneos. Producimos dos millones de glóbulos rojos cada segundo. Colocados uno al lado del otro, rodearían la Tierra por el ecuador cuatro veces. En un momento dado, tenemos en nuestros pulmones ciento cincuenta millones de moléculas de aire. Lo que la retina del ojo hace cada tercio de segundo le tomaría a una supercomputadora cien años. El oído tiene un millón de partes móviles y en muchos sentidos es incluso más sensible que el ojo. El cerebro humano, con tan solo tres libras, «es el arreglo de la materia más complejo y ordenado del universo».[4] El cerebro puede almacenar el equivalente a cuatro mil setecientos millones de libros.[5] Y puede realizar mil billones de operaciones lógicas por segundo.[6]

Quizás el hecho más sorprendente de la vida humana se relaciona con el genoma humano y el ADN. Algunos científicos estiman que hay treintaisiete billones de células en el cuerpo humano,[7] y cada célula tiene ADN en sus cromosomas. El ADN en una célula tiene seis pies (1,8 metros) de largo. Si estiráramos todo el ADN de un cuerpo humano, alcanzaríamos los cien mil millones de millas (ciento sesenta mil kilómetros). Sin embargo, el ADN inicial de una sola célula de cada ser humano vivo hoy —más de siete mil millones— pesado junto totalizaría aproximadamente una milésima de onza.

La ciencia ha sido capaz de revelar el poder, la precisión y la soberanía de Dios, nuestro Creador, y Él es impresionante. Entonces, ¿por qué vivimos en tal estupor, sintiéndonos inseguros y ansiosos? Porque olvidamos (o no somos conscientes de) quién es Dios; sumidos en esa falta de entendimiento, no confiamos. No se trata de que Él no nos lo haya demostrado ni enseñado, sino de que nosotros no lo hemos entendido. Somos tontos. Debemos pedirle que quite la oscuridad de nuestra alma.[8]

Estas maravillas de la realidad científica nos ayudan a comprender nuestra propia finitud y deben inspirar a nuestros corazones a inclinarse ante un Creador infinito. El Dr. Swenson comenta: «¿Tenemos alguna idea del nivel de potencia y precisión que estamos presenciando aquí? Lo que necesitamos es una nueva visión de Dios —el Dios real— no una imagen vaga [...] la clase de Dios que aturde a los físicos con la simetría; a los matemáticos con la precisión; a los ingenieros con el diseño; a los políticos con el poder; y a los poetas con la belleza. No le tema a la ciencia; Dios lo inventó todo. Y una comprensión clara de lo que ha hecho solo mejora nuestra visión de Él».[9]

El Dr. Swenson confiesa irónicamente que él se hace dos preguntas cuando se levanta cada mañana. La primera: «¿Dios está preocupado?». Si la respuesta a esa pregunta es sí, cancela su programa para el día, porque todo ha terminado. Si Dios está preocupado, estamos perdidos. No obstante, si la respuesta a la primera pregunta es no, se hace a sí mismo la segunda pregunta: «¿Entonces por qué estoy preocupado?». La respuesta es obvia. Necesitamos ampliar nuestra visión. Una visión más amplia de la soberanía y la fidelidad de Dios nos permitirá ver al mundo desde la perspectiva divina y disipar nuestras ansiedades.[10]

Nuestro Creador, Dios, está actuando continuamente de acuerdo a sus propósitos eternos para la humanidad, las naciones y cada vida individual. Al elegir alinearnos con ese propósito divino, nos colocamos bajo la protección de Dios y experimentamos su gran fidelidad para guiarnos a través de todas las situaciones cambiantes de la vida.

Debido al pecado de la humanidad, Cristo vino a la tierra para sacrificar su vida por toda la raza humana, haciendo posible, a través de su redención, que nos realineemos con Dios. Cuando aceptamos a Cristo como nuestro Salvador y nos rendimos continuamente a su voluntad para nuestras vidas, podemos esperar vivir en paz con Dios. Y a medida que nos enfocamos en el amor infinito de Dios que sacrificó a su Hijo a fin de redimirnos para Él mismo, nos veremos liberados continuamente de los niveles más profundos de la ansiedad y la preocupación. Aprenderemos a apreciar a Dios y confiarle nuestras vidas, descansando en su gran redención. Las Escrituras nos enseñan claramente que como creyentes que tenemos la vida de Cristo en nuestros corazones no debemos preocuparnos ni temer.

Alégrense siempre en el Señor. Insisto: ¡Alégrense! No se inquieten por nada; más bien, en toda ocasión, con oración y ruego, presenten sus peticiones a Dios y denle gracias. Y la paz de Dios, que sobrepasa todo entendimiento, cuidará sus corazones y sus pensamientos en Cristo Jesús.

—FILIPENSES 4:4, 6-7

Fuimos redimidos por la sangre preciosa de Cristo para que pudiéramos vivir con gratitud y disfrutar de la paz de Dios, sin ansiedad. Como se indica en el Catecismo de Westminster, «el fin principal del hombre es el de glorificar a Dios, y gozar de él para siempre».[11] Dios creó a la humanidad a su imagen y desea que disfrutemos de una relación íntima con Él y le demos gloria y honor a su gran nombre. Cualquier duda que podamos tener del gran amor de Dios por nosotros puede ser desechada por medio de nuestra comprensión de la asombrosa creación de Dios que Él diseñó para que vivamos en ella y la increíble complejidad del regalo de la vida que nos dio.

La eternidad vivida con Dios estará llena del descubrimiento de la maravilla de quién es Él, conociendo su Persona y sus obras maravillosas. Sin embargo, incluso ahora, si lo buscamos con fe, nuestra vida cotidiana se verá impactada por el poder soberano, la majestad y el amor de Dios, lo que nos hará abandonar todo temor, duda y preocupación ansiosa. Y estaremos llenos de gratitud, inclinando nuestros corazones ante Él con asombro, aprecio y adoración por su infinita atención a los detalles de nuestra vida.

Estas palabras de Jesús instruyeron y consolaron a sus discípulos para que conocieran su promesa, y ellas harán lo mismo por usted:

La paz les dejo; mi paz les doy. Yo no se la doy a ustedes como la da el mundo. No se angustien ni se acobarden.

—JUAN 14:27

PREGUNTAS DE 🌿 DISCUSIÓN

1. ¿En qué áreas de su vida su sentido de la realidad debe redefinirse para que refleje la realidad espiritual de Dios (su Palabra y sus promesas)?

_____

_____

_____

2. ¿Cómo el hecho de aceptar la realidad espiritual de Dios en esas áreas de su vida cambia su perspectiva? ¿Sus actitudes? ¿Sus acciones?

_____

_____

_____

3. ¿Ha considerado la maravilla científica que es su cuerpo humano? ¿Cómo podría darle mayor gloria a Dios con su cuerpo? Algunos ejemplos serían hacer ejercicio, comer bien y abandonar los hábitos destructivos.

_____

_____

_____

4. ¿Qué pasos específicos podría dar para alinearse con la realidad espiritual de Dios a fin de eliminar áreas de preocupación de su vida?

_____

_____

_____

CAPÍTULO 4

FE O
MIEDO

ARA MUCHOS DE nosotros, nuestro cuerpo naturalmente maravilloso, junto con nuestro cuidado atento de su bienestar y la ayuda de médicos expertos, determinan todas las posibilidades de sanidad. Sin embargo, ¿toda sanidad está relacionada con un suceso físico en estos términos? ¿O hay algo más allá de nuestro bienestar físico que exige nuestra atención al considerar la sanidad y la salud?

Como la corona de la creación de Dios, somos mucho más que grupos de tejidos físicos. No solo somos seres físicos, sino también mentales, emocionales y espirituales. Todos los aspectos de nuestros cuerpos, mentes, emociones y espíritus excepcionalmente diseñados se integran en un todo unificado, el cual es mayor que la suma de sus partes. La totalidad de nuestra persona refleja esta entidad de vida tan compleja. A la luz de esto, ¿cómo se catalogan las enfermedades y la sanidad con relación a los efectos que tienen en nuestro «ser interior»?

Las Escrituras nos dicen que debemos ser transformados a través de la renovación de la mente y alinearnos con el diseño de Dios para la plenitud por medio de Cristo a fin de ser los receptores de todo lo que Él es. Comprometer nuestra vida a esta integración con la redención de Dios de nuestro cuerpo, alma y espíritu requiere nuestra entrega total a nuestro Salvador. «No se cumpla mi voluntad, sino la tuya» (Lucas 22:42). Nuestro rechazo de nuestras actividades egoístas nos presenta ante Dios como un destinatario santo, agradable y disponible de todo lo que Él es. Esto nos permite vivir una vida de sanidad continua —salud y plenitud— tanto espiritual como físicamente. Fuimos hechos para descansar en el amor divino y vivir en armonía con Dios a fin de que todo nuestro ser disfrute de la alineación con su propósito principal, que es llevarnos a una íntima comunión con Él.

Somos creaciones del Creador que piensan y sienten, con necesidades de sanidad mental y espiritual cuando el equilibrio divino se ha perdido en esas áreas. ¿Qué se requiere para esta sanidad de la mente y el espíritu? ¿Cuáles son las maneras en que debemos buscar alinearnos con el diseño de Dios a fin de ser sanados? ¿Cuál es la prescripción de Dios para nuestra sanidad interior? Esto comienza con la unificación de todos nuestros componentes humanos: un equilibrio divino y una comunicación entre cuerpo, mente, emociones y espíritu. Se ha demostrado que esta unificación, esta plenitud y equilibrio en los niveles mental y espiritual, afecta la capacidad del cuerpo físico para sanar.

Mentalmente, debemos buscar tener «la mente de Cristo» (1 Corintios 2:16), lo que significa permanecer positivos, esperanzados y llenos de fe, y regocijarnos constantemente con grandes sentimientos de gratitud. Espiritualmente, debemos permitir que el Espíritu Santo de Dios reine en cada parte de nuestro ser. Al enfocarnos en la vida eterna en lugar de en la existencia temporal, nos alineamos con Dios y sus propósitos (2 Corintios 4:16-18), intercambiando el temor por la fe en el Creador. Una vida llena de fe promueve la sanidad interna de la mente y el espíritu a la vez que fortalece el cuerpo.

Cuando hablamos de salud física y sanidad, nos referimos a mantener o recuperar el equilibrio de los sistemas complejos del cuerpo al seguir las pautas que el diseño del cuerpo dicta. Físicamente, nos alineamos con el propósito de Dios al aceptar la buena administración de nuestro cuerpo, en el cual Él morará. Cuando hablamos de equilibrio en los corazones y las mentes, nos referimos a esto como *realineamiento*. Es decir, para prosperar, uno debe conformarse a los principios y preceptos espirituales por los cuales fue creado. Este es el camino hacia la sanidad. Es un camino hacia Dios. Cuando esto se logra, somos restaurados al diseño de Dios y su plan, y disfrutamos de la paz y la alegría que Él tenía en mente para nosotros en el momento de la creación.

FE Y ESPERANZA

La biología juega un papel importante en el desarrollo de la personalidad, al igual que los ambientes sociales a los que estamos expuestos desde el nacimiento. Sin embargo, también tenemos elecciones que hacer. Cuando enfrentamos desafíos a nuestra existencia temporal,

¿permitimos que el miedo y la preocupación tomen el control, o elegimos la fe y la esperanza sobre todas las emociones negativas? Cuando apreciamos nuestro diseño asombroso y maravilloso, y a Aquel que nos diseñó, a través de la oración y con fe en Él, la esperanza puede crecer incluso en las circunstancias más extremas. Solo hay que preguntarle a mi amigo el Dr. James Avery.

El Dr. Avery trabaja con pacientes de hospicios, los cuales se están muriendo y tienen pocas esperanzas de recuperación. Él cree que la esperanza no solo es una posibilidad real en los últimos días de una persona, sino que también constituye una necesidad.[1] Ahora bien, es cierto que las esperanzas de aquellos que enfrentan una muerte inminente difieren de las esperanzas de los que estamos sanos. Los que se enfrentan a la muerte suelen esperar una muerte pacífica, el bienestar de los seres queridos que se quedan atrás y una curación que supera las probabilidades. Lo importante es que la esperanza florece en cada corazón. Es vital que comprendamos la inmensidad de este aspecto espiritual de la sanidad.

Nuestro Creador nos dotó con la capacidad interna de la esperanza; esta es parte de su diseño para la sanidad y algo que debemos alimentar en nosotros mismos y los demás. «Y ustedes no recibieron un espíritu que de nuevo los esclavice al miedo, sino el Espíritu que los adopta como hijos y les permite clamar: "¡Abba! ¡Padre!"» (Romanos 8:15).

El miedo produce estrés, que a su vez induce una respuesta al estrés. Esta respuesta al estrés implica cambios en el cuerpo cuando uno experimenta un desafío o amenaza. Mientras mayor sea la amenaza percibida, más intensa y amplia será la respuesta. Es importante tener en cuenta que los efectos de la respuesta al estrés son equivalentes, ya sea que la amenaza resulte real o simplemente imaginaria.[2] Un corazón roto, la soledad, el miedo y la preocupación contribuyen todos a cualquier enfermedad física que uno pueda estar experimentando, y a su vez juegan con la efectividad de nuestra curación. Sin embargo, esto no tiene por qué ser así.

La preocupación, la ansiedad y el miedo exageran nuestras enfermedades físicas e impiden nuestra sanidad. Les digo a mis pacientes que la preocupación y el miedo son peores que la sífilis. Usted puede tratar la mayoría de los casos de sífilis, pero es mucho más difícil tratar la mayoría de los casos de preocupación o temor. Nuestra imaginación es poderosa, lo que permite que el miedo y la preocupación hagan «montañas de un grano de arena». Una montaña de estrés en la vida de una persona puede hacer que esta sea más susceptible a las enfermedades y padecimientos como el cáncer.

Las personalidades susceptibles al cáncer tienden a suprimir las emociones tóxicas como la ira, soportando sus cargas en la vida solos en lugar de buscar el consuelo de Dios y compartir su vida con los demás. Frecuentemente, también son incapaces de lidiar con el estrés. Ahora se sabe que el estrés suprime el sistema inmunológico, y lo hace de manera más efectiva y también abrumadora en las personas susceptibles al cáncer.[3]

La Palabra de Dios nos dice que por medio de su Espíritu podemos vivir vidas victoriosas. «Porque no nos ha dado Dios espíritu de cobardía, sino de poder, de amor y de dominio propio» (2 Timoteo 1:7, RV60). Esto significa que es posible que alejemos el miedo con la fe en Dios. El miedo es en realidad un trastorno espiritual que se deriva de una falta básica de confianza en Cristo, y como tal constituye un pecado.

A medida que maduramos en nuestro caminar con el Señor, es de esperar que lleguemos a comprender que la fe simple, confiada y duradera no puede ser alterada fácilmente. El miedo, la ira, la amargura o un sentimiento subyacente de inseguridad son por lo general señales de que en algún momento del camino hemos dejado de confiar en Dios y optado por confiar en nuestras propias habilidades y nos gobernarmos de manera independiente. Cuando esto sucede, nos encontramos viviendo con miedo, lo que conduce a la ansiedad, la confusión y un estado del ser generalmente miserable. Oswald Chambers señaló: «La fe es la confianza deliberada en el carácter de Dios, cuyas formas de actuar tal vez usted no pueda entender en ese momento».[4]

Mark Twain dijo una vez que la valentía no es la ausencia de miedo, sino el dominio del mismo.[5] Dicho de otro modo, la valentía es el lugar donde el miedo y la fe se enfrentan a la derrota del miedo y la victoria de la fe. «El miedo ha sido descrito como un pequeño goteo de duda que fluye a través de la mente hasta que va abriendo un canal tan grande que todos los pensamientos se escurren por él».[6] Incluso los pequeños temores que se salen de control pueden desarrollarse hasta convertirse en un trauma paralizante. La fe detiene el flujo y redirige los pensamientos de uno, permitiendo un respiro en medio de la adversidad.

SANIDAD MENTAL

A veces pensamos que el Príncipe de paz no podría relacionarse con el horror y la consternación que ha invadido nuestras vidas. Sin embargo, en el Jardín de Getsemaní, Jesús dijo: «Es tal la angustia que me invade, que me siento morir» (Mateo 26:38). Las Escrituras dicen que se alejó y se postró sobre su rostro. Esta es la escena de un Jesús abrumado, agonizante y luchando. El libro de Hebreos describe bien la escena: «En los días de su vida mortal, Jesús ofreció oraciones y súplicas con fuerte clamor y lágrimas al que podía salvarlo de la muerte, y fue escuchado por su reverente sumisión» (Hebreos 5:7). Jesús realmente era un «varón de dolores, experimentado en quebranto» (Isaías 53:3, RV60). Él conoce las profundidades del sufrimiento humano como nadie más lo ha experimentado. Y triunfó sobre este para traernos la paz de su salvación. ¿Es de extrañar que nos invite a su presencia?

> Venid a mí todos los que estáis trabajados y cargados, y yo os haré descansar. Llevad mi yugo sobre vosotros, y aprended de mí [el precepto], que soy manso y humilde de corazón; y hallaréis descanso para vuestras almas [la recompensa]
> —MATEO 11:28-29, RV60

Dios no tiene la intención de que vivamos con temor y aprensión sin fin. Nuestro nivel de miedo es, en última instancia, una indicación de la cercanía de nuestra amistad con él. ¡Cuando Dios dice que nunca nos dejará ni nos abandonará, lo dice en serio! (Véase Isaías 41:10.)

Se entiende que el miedo se genera a partir de seis categorías generales: pobreza, crítica, pérdida del amor, enfermedad, vejez y muerte. El miedo a cualquiera de estas cosas puede llevar a trastornos mentales que aterrorizan la mente y paralizan las emociones hasta el punto de que uno se ve atrapado por la culpa, la desesperación y los episodios crónicos de ansiedad. Cuando esto sucede, en lugar de ser productivos, perdemos la confianza en nuestra propia capacidad y nos sentimos mal. Si continuamos sumidos en este estado de ánimo, esto puede conducir a trastornos mentales graves como la paranoia. Pablo dijo: «La actitud de ustedes debe ser como la de Cristo Jesús» (Filipenses 2:5). Eso puede ser una realidad, o las Escrituras no nos darían instrucciones de convertirlo en una meta para nuestra vida.

Las amenazas físicas constituyen una fuente de temor que puede actuar sobre la mente y el cuerpo hasta tal punto que nuestros órganos corporales dejan de funcionar como Dios tiene previsto. Las Escrituras nos dicen que el rey David conocía el miedo físico. Siendo un pastor que cuidaba el rebaño de su padre, luchó contra un oso y un león. Siendo adulto, vivió con la amenaza de muerte del rey Saúl durante muchos años. No obstante, en los salmos pudo decir: «No temeré mal alguno», no porque el mal no existiera, sino porque había aprendido desde el principio que Dios era su protector: «Porque tú estarás conmigo» (Salmos 23:4, RV 60).

Siempre habrá razones reales y genuinas para tener miedo. Los cristianos, así como los incrédulos, sufrirán angustia física. Sin embargo, no podemos temer las amenazas más peligrosas a nuestro bienestar cuando nuestra confianza se basa en Dios y su Palabra. Cuando confiamos en la sabiduría y el amor de Dios, podemos vivir permaneciendo sin miedo en el amor divino y la redención de Aquel que tiene en mente nuestros mejores intereses. Un gran santo de Dios que vivió en el siglo diecisiete, llamado simplemente Hermano Lawrence, se refirió a esta intrépida permanencia como «practicar la presencia de Dios»,[7] y él la consideró una opción de estilo de vida.

El abate de Beaufort describe la epifanía del hermano Lawrence cuando la escuchó en su primera conversación juntos:

> La primera vez que vi al *Hermano Lawrence* fue el 3 de agosto de 1666. Me dijo que Dios le había hecho un favor singular en su conversión a la edad de dieciocho años.
>
> Que en el invierno, viendo un árbol despojado de sus hojas, y considerando que dentro de poco tiempo las hojas se renovarían y después aparecerían las flores y los frutos, recibió una gran visión de la providencia y el poder de DIOS, la cual nunca se borró de su alma desde entonces. Que esa visión lo había liberado perfectamente del mundo y había despertado en él tal amor por DIOS, que no podía decir si este había aumentado durante los más de cuarenta años que había vivido desde entonces [...]
>
> Que debemos alimentar y nutrir nuestras almas con nociones elevadas de DIOS; lo que nos daría una gran alegría al ser devotos a Él.
>
> Que debemos aumentar, es decir, *avivar nuestra fe*. Que era lamentable que tuviéramos tan poca; y que en lugar de

hacer uso de la fe para gobernar sus conductas, los hombres se divertían con devociones triviales, las cuales cambiaban a diario. Que el camino de la fe representaba el espíritu de la iglesia y que era suficiente para llevarnos a un alto grado de perfección.

Que debemos entregarnos a Dios, tanto con respecto a las cosas temporales como a las espirituales, y buscar nuestra satisfacción solo en el cumplimiento de su voluntad, ya sea que Él nos guíe por medio del sufrimiento o el consuelo, porque ambos serían iguales para un alma verdaderamente resignada.[8]

He llegado a conocer a muchos que, como el Hermano Lawrence, entienden los grandes beneficios de practicar la presencia de Dios como un estilo de vida, de entregarse a Dios y buscar satisfacción solo en el cumplimiento de su voluntad.

LA ESPERANZA COMO UN ANTÍDOTO

La preocupación y el miedo pueden derivarse de nuestra falta de control en la vida, o más bien de una percepción de falta de control. Larry Burkett y Reese Patterson, en su volumen trascendental *Handbook of Religion and Health*, expresaron la necesidad de que los pacientes estén informados y sean activos en su proceso de curación médica. Esta participación incluye los pensamientos, sentimientos y acciones (nuestro comportamiento) que nos distinguen a unos de otros. Burkett y Patterson señalan que lo bello para el creyente es que con fe en Dios y su mano en cada acontecimiento de la vida, el sentido de control interno, que se halla dentro de uno mismo, se acentúa.[9] Tal sentido de control, derivado de saber que nuestro Dios amoroso lo controla todo, significa menos estrés, mayor paz, y por lo tanto una mejor disposición hacia la sanidad.

Los elementos negativos son impedimentos comprobados para la salud total y la sanidad. Ellos socavan y erosionan el maravilloso don de la esperanza que el Señor colocó en cada corazón humano, a menudo creando hostilidad y un «patrón perdurable de desconfianza, resentimiento, ira frecuente y desconfianza cínica hacia los demás».[10] Los temores infundados y exagerados a menudo resultan en dicha hostilidad, desánimo, y en una disposición a rendirse. ¿Cómo podemos ser sanados en tal estado mental y espiritual? Viviendo con la esperanza que proviene de Dios: «Pero Dios transformó ese mal en bien» (Génesis 50:20).

La esperanza es importante, pero carece de sustancia hasta que está arraigada en la fe. Dicha esperanza nace y se cultiva mientras vivimos con una actitud de gratitud, un agradecimiento que nos hace vivir con una alegría expectante, incluso cuando tenemos que esperar un poco por la respuesta. Los seres humanos no pueden vivir sin esperanza, sin la sensación de que es posible lograr algo bueno a partir de las situaciones más terribles.

Sin embargo, a veces perdemos la esperanza muy fácilmente. ¿Por qué ocurre eso? Quizás sea porque nos falta el conocimiento pleno de lo que significa esperar en Dios. La Palabra de Dios nos confirma su carácter, y es por eso que debemos acudir a ella en los tiempos de prueba, para que podamos desarrollar un hábito de gratitud hacia Dios y los demás. Nuestra capacidad de tener esperanza, de buscar el plan de Dios en medio de condiciones difíciles, resulta fundamental para la sanidad.

La esperanza es la fe hablando en voz alta, ahogando las voces de derrota. Un ejemplo se encuentra en Marcos 5:25-28, donde leemos acerca de la mujer con el problema de flujo sangre. La esperanza le dio la tenacidad para seguir adelante con fe. La Nueva Traducción Viviente de la Biblia afirma que esta mujer pensaba: «Si tan solo tocara su túnica, quedaré sana».

Usted puede animar a otros con palabras de esperanza y aliento, incluso mientras atraviesa sus propios momentos difíciles. Las palabras de esperanza siembran semillas que brindan una cosecha. Tales palabras le proporcionaron una enorme cosecha de éxito a George Frideric Handel, el gran compositor del oratorio *El Mesías*, al final de su carrera. Él recibió estímulo e inspiración de las palabras oportunas que un amigo le envió durante un período de depresión en su carrera como compositor.

> Era una antigüedad, un fósil, una reliquia, un vejestorio, pero no siempre había sido así. De joven, George Frideric Handel fue la comidilla de Inglaterra, el compositor mejor pagado del universo, y su fama se propagó alrededor del mundo.
>
> No obstante, la gloria pasó, las audiencias disminuyeron y un proyecto tras otro fracasó. Handel se deprimió. El estrés provocó una parálisis que incapacitó algunos de sus dedos. «Los grandes días de Handel han terminado»,

escribió Federico el Grande, «su inspiración está agotada». Sin embargo, sus problemas también lo hicieron madurar, y su música se volvió más sincera. Una mañana, Handel recibió una colección de varios textos bíblicos de parte de Charles Jennens. Las primeras palabras de Isaías 40 lo conmovieron: «¡Consuelen, consuelen a mi pueblo».

El 22 de agosto de 1741, comenzó a componer música para las palabras. Veintitrés días después, el mundo tenía El Mesías, que se presentó en Londres a enormes multitudes el 23 de marzo de 1743. Handel guió desde su clavicordio, y el rey Jorge II, que estuvo presente esa noche, sorprendió a todos al levantarse de un salto durante el «Coro del Aleluya». Desde ese día, las audiencias de todas partes han permanecido de pie en reverencia durante las conmovedoras palabras: «¡Aleluya! Y reinará por los siglos de los siglos».[11]

No se puede detener a un hombre o una mujer cuya esperanza está en el Señor. Para esa persona, Dios siempre es más grande que los gigantes que amenazan con mantenernos fuera de la tierra prometida. Saturar nuestras almas con su Palabra nos permite elevarnos por encima de la desesperación. Caleb y Josué vieron a los gigantes en la tierra, pero sabían que con Dios podrían vencer (Números 13). El profeta Jeremías miró las ruinas humeantes de Jerusalén y respondió de la misma manera. Tenía ante él los hechos devastadores, pero en medio del lamento se recordó a sí mismo la fiabilidad y la fidelidad del Dios al que servía.

Esto recapacitaré en mi corazón, por lo tanto esperaré. Por la misericordia de Jehová no hemos sido consumidos, porque nunca decayeron sus misericordias. Nuevas son cada mañana; grande es tu fidelidad. Mi porción es Jehová, dijo mi alma; por tanto, en él esperaré.
—Lamentaciones 3:21-24, rv60

A medida que recibimos la Palabra de Dios a través de la fe, la esperanza surge dentro de nosotros, disipando la decepción y la confusión. Cuando nos convertimos en epístolas vivientes, aquellos que ven nuestro testimonio pueden recibir la esperanza viva y vivificante de Dios tal como la reciben al leer sus epístolas escritas. Nuestra fe anclada en Él aumenta la fe de los demás. La fe gozosa fundada en la esperanza no se puede explicar, pero es una «segura y firme ancla del alma» (Hebreos 6:19, rv60).

PREGUNTAS DE 🌿 DISCUSIÓN

1. ¿Qué hace usted cuando experimenta sentimientos de desesperanza?

_____

_____

_____

_____

_____

2. ¿Conocer a Dios y ser capaz de confiar en Él lo ayuda a restaurar su esperanza? Explique cómo.

_____

_____

_____

_____

3. Lea Hebreos 11:1 y 1 Pedro 1:7-8. Escriba con sus propias palabras lo que estos escritores del Nuevo Testamento estaban tratando de transmitir acerca de la esperanza.

_____

_____

_____

_____

CAPÍTULO 5

UNA NUEVA
PERSPECTIVA

ADA UNO DE nosotros se ve tentado a codiciar lo que el mundo valora. Para algunos se trata de la ropa o los autos. Para otros es una relación o una carrera. Todos luchamos contra los deseos egoístas de ver, evaluar y poseer las posesiones tangibles del mundo. Jesús dice en Marcos 4:19: «Las preocupaciones de esta vida, el engaño de las riquezas y muchos otros malos deseos entran hasta ahogar la palabra, de modo que esta no llega a dar fruto».

La palabra en inglés que se traduce como *preocupación* (*worry*) proviene del término antiguo *wyrgan*, que conlleva la connotación de «ahogar o asfixiar».[1] La preocupación puede deslizarse sigilosamente hasta nuestras vidas y asfixiarnos. ¿Se preocupa usted por conservar sus posesiones, salud, estatus o posición en la vida? Jesús nos dice que cambiemos nuestro enfoque.

> No acumulen para sí tesoros en la tierra, donde la polilla y el óxido destruyen, y donde los ladrones se meten a robar. Más bien, acumulen para sí tesoros en el cielo, donde ni la polilla ni el óxido carcomen, ni los ladrones se meten a robar. Porque donde esté tu tesoro, allí estará también tu corazón.
>
> —MATEO 6:19-21

No debemos preocuparnos demasiado por los bienes terrenales. En cambio, nuestro Buen Pastor nos dice que nos preocupemos más por los tesoros eternos. ¿Cómo podemos hacer esto? Podemos observar este mundo a través de unos ojos enfocados en el Dios eterno, el cual nos permite ver sus bendiciones, apreciarlo por quién es Él y vivir humildemente agradecidos por el don de la vida que nos ha dado. Cuando esto sucede, nuestros corazones se llenan de su amor y deseamos devolverle ese amor por medio de nuestra alabanza y adoración. Nuestro enfoque cambia de las posesiones materiales a amar y servir a Dios con gratitud todos los días y dejar que ese amor guíe nuestras acciones y actitudes en las relaciones con los demás. Estar alineados con Dios nos ayuda a cuidar de los otros, un antídoto seguro para el egoísmo.

Es natural preocuparse por tener alimentos, refugio y ropa adecuados. Sin embargo, cuando los valores mundanos de perseguir siempre «más» se deslizan hacia nuestro pensamiento, hemos elegido los tesoros terrenales sobre lo celestial. Hemos elegido darle la espalda a la Palabra de Dios, creando un vacío en nuestra vida. El mundo nos dice que la manera de llenar el vacío es obteniendo más de nuestra profesión, relaciones, apariencia, estatus en la vida, dinero y posesiones.

Incluso aquellos que «lo tienen todo», se preocupan por mantener lo que tienen y por conseguir más. Se preocupan en si pueden confiar en los demás, porque creen que todo el mundo está velando por sí mismo. Se preocupan por causar una buena impresión en las personas adecuadas para que piensen que son importantes. En lugar de tenerlo todo, todo los tiene a ellos.

Dios quiere darnos una nueva visión de la vida. Piense acerca de esto como si nuestro Padre fuera el dueño de la tierra a ambos lados del río. Un lado es el presente; el otro lado es la eternidad. Dios cuidará eternamente de nosotros. No hay nada que podamos necesitar que Él no pueda proporcionarnos. Este tipo de libertad de la necesidad nos libera de la preocupación y el miedo. No tenemos temor a las pérdidas o incluso a la muerte, porque Él ha prometido que viviremos en su presencia para siempre. Tenemos la libertad de esa dicha eterna de estar envueltos con su presencia.

> Así que no nos fijamos en lo visible, sino en lo invisible, ya que lo que se ve es pasajero, mientras que lo que no se ve es eterno.
> —2 Corintios 4:18

ADORACIÓN

Mientras que los tesoros terrenales son fugaces, vivir en la presencia de Dios dura por toda la eternidad. ¡Gracias a Dios por la dicha de la eternidad que esperamos pasar con Él! Es esta perspectiva y esperanza eterna lo que llena nuestro corazón de adoración a nuestro Creador

Redentor. La adoración es la respuesta espontánea del corazón a la revelación de nuestro Dios eterno, que desea una relación íntima con sus hijos. La adoración a nuestro Dios nos llena de alabanza y gratitud por su regalo de la vida. Es en esta postura de adoración que conquistamos el miedo y la preocupación. Es allí donde aprendemos lo que realmente significa descansar en su redención, deseando glorificar a Dios y disfrutar de Él para siempre. La adoración también nos lleva al arrepentimiento por nuestro gran pecado de omisión, una falta de aprecio que da toda la vida por garantizada.

Cuando vamos más allá de esta vida hacia la eternidad, la dicha que nos espera resulta indescriptible. Nuestro Padre nos ha dado su reino eterno. A la luz de esa maravillosa realidad espiritual, la importancia de todo lo demás palidece en comparación. Los trabajos que desempeñamos o las posesiones que tenemos no poseen ninguna importancia. Son los asuntos eternos los que resultan importantes, como nuestro hogar con Dios en el cielo. Nuestras posesiones terrenales representan sus bendiciones, y debemos alabarlo por darnos tales regalos. Sin embargo, nuestro verdadero hogar, nuestra verdadera seguridad, se encuentra en una relación con la persona de Jesucristo. Ser miembro de su reino nos ofrece un lugar, comenzando ahora y durando por toda la eternidad.

A fin de cultivar este tipo de perspectiva eterna, necesitamos ajustar nuestras prioridades temporales, contentándonos con ganar lo suficiente para satisfacer las necesidades de nuestra vida diaria sin permitir que las mismas consuman nuestros pensamientos y energías. Cuando nos enfocamos en nuestro futuro eterno con Dios, nos consumimos por un *futuro* que comienza *ahora*, disfrutando de su presencia eterna en nuestra vida diaria. Inclinamos nuestro corazón en alabanza y adoración por su amor, su fidelidad y su cuidado soberano en nuestras vidas. De esa manera, vivimos anticipando el cielo, esperando pasar la eternidad en su presencia. Y tomamos nuestras decisiones en la vida basados en esa perspectiva. Martín Lutero dijo: «Vivo como si Jesús hubiera muerto ayer, resucitado hoy, y regresara mañana».[2]

UNA PERSPECTIVA ETERNA

Piense que Jesús murió solo ayer. El Calvario tuvo lugar ayer. El poder de la resurrección se manifiesta hoy. El Espíritu Santo nos da el poder para vivir hoy. Vivimos con Jesús hoy. Mañana esperamos vivir en su gracia por toda la eternidad.

En Mateo 6:25-33, Jesús es explícito en su instrucción de no preocuparse. Él pone nuestras preocupaciones en la perspectiva adecuada. Somos mucho más valiosos que las aves y las flores que Dios cuida. No tenemos nada que temer, porque el Señor sabe lo que necesitamos y nos lo dará, ahora y por la eternidad. Esta realidad debe hacer que seamos humildes y llenemos nuestros corazones de un profundo aprecio por el cuidado amoroso de nuestro Padre celestial. Cuando expresamos nuestro agradecimiento y gratitud por su amor, nuestros corazones se llenan de su paz.

Jesús quiere que nos liberemos de las preocupaciones y ansiedades que pueden dominar nuestra vida diaria. Él desea que veamos nuestra vida desde el punto de vista de Dios, no del hombre. Espera que veamos al mundo que nos rodea como algo de corta duración, que consideremos nuestros problemas como temporales. Quiere que apartemos nuestro enfoque de nuestros propios deseos, necesidades y planes, y que no pensemos según los estándares de este mundo, sino que nos enfoquemos en la eternidad en su presencia.

Dios se encargará de nuestros problemas; todo lo que necesitamos hacer es descansar en su presencia. Cuando entendemos eso, ¿cómo podemos preocuparnos por los sucesos y circunstancias de este mundo? Tenemos toda la eternidad con Cristo extendiéndose ante nosotros.

Dietrich Bonhoeffer, un reconocido teólogo, se enfrentó a la ejecución a manos de los alemanes durante la Segunda Guerra Mundial. Su respuesta a ese inevitable destino fue simplemente: «Este es el fin, pero también el comienzo».[3] Cada uno de nosotros puede vivir con la anticipación del cielo en nuestro corazón. La presencia de Dios es relevante para cada aspecto de nuestra vida cotidiana: nuestros trabajos, nuestras relaciones, nuestros pensamientos y actitudes mentales, nuestro despertar en la mañana y descanso por la noche, y nuestra gratitud continua por toda la eternidad. Esta perspectiva eterna tiene aplicaciones prácticas. He aquí cinco pasos que cada uno de nosotros puede seguir para diagnosticar y analizar nuestras preocupaciones.

1. **Vivir un día a la vez.** «Este es el día que hizo Jehová; nos gozaremos y alegraremos en él» (Salmos 118:24, RV60). A menudo estamos tan ocupados arruinando el momento presente con preocupaciones sobre el mañana, o lamentando el ayer, que matamos el hoy.

No se preocupe por el día de mañana o dentro de seis meses. No se preocupe por si el gobierno va a tomar el control del sistema médico o si la seguridad social va a irse a la quiebra. Solo debemos hacer lo mejor que podamos donde estamos con lo que tenemos. No se preocupe por el resto. El mañana le pertenece a Dios. No tenemos control sobre el futuro, pero Él ha prometido proveernos eternamente. Solo tenemos el hoy; vamos a disfrutarlo y estar agradecidos.

2. **Obtener los hechos.** Escriba toda la información que tenga sobre la situación que le preocupa. Mantenga una lista en un papel, no en su cabeza. No todo viene rápido. Escriba todos los detalles y analícelos. «¿Qué es exactamente lo que me preocupa? ¿Cuáles son las consecuencias? ¿Cómo me afecta realmente?». Al anotar nuestras preocupaciones, nos convertimos en seguidores que confían en que Dios proveerá y lo ven obrando.

3. **Analizar los resultados.** Cuando pensamos en una situación preocupante, a menudo nos damos cuenta de que no es el suceso lo que nos preocupa, es la anticipación del mismo. Nos damos cuenta de que ciertas cosas van a suceder independientemente de lo que hagamos. Lo que no puede remediarse debe soportarse. Y podemos soportarlo porque sabemos que Dios está en control ahora y por la eternidad. Nuestra actitud de agradecimiento nos ayudará a ponerlo a Él primero y a confiar en su compasión y bondad para nosotros.

4. **Mejorar lo peor.** Los empresarios siempre miran un problema proyectando el peor escenario posible. Luego dedican su energía a asegurarse de que no suceda lo peor. A menudo podemos mejorar el resultado final si tomamos medidas positivas para evitar los resultados más negativos.

5. **Terminar con el asunto.** Entréguele el problema a Dios, con agradecimiento, y sepa que Él puede manejar cualquier situación. Luego deje atrás la preocupación, pues ha hecho todo lo posible para solucionar el

problema. Niéguese a permitir que el asunto continúe molestándole. ¡Declare que está en las manos del Rey de reyes y el Señor de señores! Cuando la preocupación intente reafirmarse, entréguesela de nuevo al Padre. Crea una vez más en su soberanía; aplique su fidelidad a los detalles de la vida que parecen llevarlo a preocuparse. Invoque a su Jehová-jireh: «El Señor proveerá».

En las pinturas, los artistas utilizan el método de la perspectiva para representar diferentes vistas del mismo objeto. Como cristianos, solo hay una perspectiva que debemos tener: la perspectiva de la *eternidad*. Esa perspectiva establece nuestro estilo de vida. Todas nuestras acciones diarias pueden llevarse a cabo en el contexto de la eternidad. Cada decisión, cada acción, cada pensamiento, cada actitud se basa en nuestra vida eterna a través de Cristo. Su presencia nos envuelve, y nuestras vidas están entrelazadas con Él para siempre. Meditar en esta realidad espiritual nos ayudará a apreciar más profundamente a nuestro Salvador y Señor. Cuando nos inclinamos humildemente ante Él para expresar nuestro amor y adoración por su cuidado soberano de nuestras almas, nos sentimos inundados de su amor y paz. Con su fortaleza podemos enfrentar todos los desafíos de la vida sin temor ni preocupación.

PREGUNTAS DE 🌿 DISCUSIÓN

1. ¿Qué bienes materiales valora usted? ¿Piensa en ellos como tesoros terrenales? ¿Por qué sí o por qué no?

2. ¿Qué son los tesoros en el cielo? ¿Considera que usted los tienes? Haga una lista de las formas en que esto afecta su vida diaria.

3. Cada uno de nosotros tiene una debilidad por alguna posesión material o circunstancia. ¿Cuál es la suya? ¿Cómo la usa Satanás para preocuparlo?

4. Aplique los cinco pasos para analizar la preocupación en un problema actual de su vida. ¿Cómo lo ayuda esto?

CAPÍTULO 6

¿QUIÉN ESTÁ
A CARGO?

Terremotos, tsunamis, huracanes, guerras, hambrunas y otras tragedias a gran escala golpean a millones de personas en nuestro mundo de forma regular, haciéndolas sentir impotentes ante la pérdida devastadora. A pesar de nuestros mejores esfuerzos, conocimientos y habilidades, hay algunos acontecimientos y circunstancias sobre los cuales no tenemos control.

No podemos controlar el mercado de valores, que determina qué tan bien podría funcionar nuestro dinero. No podemos controlar los pensamientos y sentimientos de otra persona, los cuales dictan qué tan fuertes pueden ser nuestras relaciones. E incluso si comemos bien y hacemos ejercicio con regularidad, no podemos controlar por completo nuestro bienestar físico. Los accidentes, padecimientos y enfermedades todavía ocurren.

La historiadora Barbara Tuchman dijo: «La guerra es la revelación de los errores de juicio».[1] Gran parte de lo que ocurre entre las naciones se basa en una lucha por el control. Cuando una nación piensa que puede controlar a otra, o cuando un gobierno cree que puede controlar a sus ciudadanos, juzga mal, y se producen las guerras.

A nivel personal, los errores de juicio pueden resultar tan caóticos o devastadores como los acontecimientos que sacuden nuestro mundo. Cuando actuamos como si comprendiéramos y pudiéramos controlar los acontecimientos, las circunstancias o a las personas, cometemos un gran error. El control manipulador es otra forma de egoísmo. Tratar de controlar las situaciones o a las personas demuestra que hemos reemplazado nuestra confianza en Dios por la fe en nosotros mismos para lograr el resultado deseado. Sin embargo, ese tipo de fe fuera de lugar siempre resulta en fracaso.

¿Alguna vez ha pasado tiempo con un niño de dos años? Algunas de las frases favoritas de los niños de dos años son «es mío», «no» y «yo lo hago». Ellos quieren ser independientes. Piensan que saben lo que están haciendo. Confían en el desarrollo de sus aptitudes, habilidades y opiniones. A veces, ese rasgo de independencia resulta frustrante para los padres, los cuales tienen que esperar mientras el niño lucha a fin de subir y bajar de un asiento para automóviles solo. En ocasiones es hasta peligroso. No importa lo inteligente o capaz que sea un niño de dos años, no debe jugar con la estufa ni intentar cruzar la calle solo.

No obstante, los niños insisten en poner a prueba los límites de su independencia. Por ejemplo, está el pequeño que usa los cajones de la cocina como una escalera para subirse al mostrador. Como un gatito que se sube a un árbol, se queda atrapado en una situación que no está preparado para manejar. Y solo entonces comienza a preocuparse por la forma en que se bajará de allí. Luego viene el grito pidiendo ayuda.

¿Cuántas veces somos así con Dios? ¿Alguna vez ha querido hacer las cosas usted mismo en lugar de esperar por Él? ¿Qué sucedió? Pienso que todos nos vemos tentados a confiar en nuestros propios cerebros y fuerza muscular. Cuando ponemos nuestra fe en nosotros mismos, perdemos de vista el amor y el cuidado de Dios. Somos como ese niño de dos años que sube al mostrador de la cocina. Una vez que quedamos atrapados, nos asustamos.

Para conocer la presencia personal de Dios en nuestra vida, debemos reconocer el poder soberano de Dios como nuestro Creador Redentor. Si queremos encontrar nuestro propósito en su reino, debemos darle el lugar que le corresponde como deidad soberana absoluta. La *soberanía* de Dios habla de su gobierno sobre todo como un Rey sabio, benevolente, gracioso, majestuoso y poderoso: «Nuestro Dios está en los cielos; él hace lo que le place» (Salmos 115:3, LBLA). Dios es amor (1 Juan 4:8). Así que sabemos que a Él «le place» hacerle el bien a su creación. Ese conocimiento de la soberanía de Dios debe motivarnos a buscar una relación íntima con nuestro Creador, Señor y Salvador. Al recibir la obra del Espíritu Santo en nuestros corazones, esto resultará en que experimentaremos el descanso divino en su redención para el cual somos ordenados.

Dios declaró su soberanía a través del profeta Isaías (véase Isaías 46:9-10), y revela su soberanía por medio de su guía y cuidado providencial. Las Escrituras revelan su mano conductora a lo largo de la historia de la humanidad, y la historia moderna corrobora la bondad de su providencia. Durante la guerra, los soldados han experimentado rescates inexplicables y una ayuda sobrenatural que solo un Dios amoroso podría llevar a cabo. Los testimonios de la intervención divina en la vida de niños, las curas milagrosas y la protección contra los desastres naturales son cosas que dan testimonio de la bondad del cuidado providencial de Dios.

Cuando integramos la realidad de la soberanía de Dios a nuestra fe, reconoceremos que su gracia puede manifestarse en nuestra vida. A medida que nos enfocamos en su gracia —su favor divino para nosotros como seres creados— seremos guiados a buscar su provisión para nuestra salvación por medio de su Hijo, Jesucristo. Cuando esto sucede, comenzamos a apreciar a Dios como nuestro Padre, Redentor, Proveedor y Amigo. Todas las cosas existen por el poder soberano de Dios. Nuestra única respuesta a esta revelación es inclinarnos ante Él en adoración y alabanza. ¡Qué consuelo saber que un poder mayor que nosotros puede restaurarnos a la salud y la plenitud que Dios quiso que disfrutáramos!

El deseo de Dios de mantenernos seguros viene directamente de su corazón de amor. Así como un pastor fiel cuida con diligencia a sus ovejas, el Señor, nuestro Pastor, se deleita en cuidar de nosotros. No solo eso, Él nos ha dicho que proveerá eternamente, en este mundo y en el venidero. Dios desea que confiemos en Él para proveernos. Sin embargo, cuando nos contentamos con vivir de manera egoísta, nos preocupamos profundamente por la cantidad de bienes de este mundo que obtenemos e intentamos controlar nuestras posesiones incluso mientras calculamos cómo obtener más. Sin embargo, a los que confían en Dios no les importa si tienen más o menos. Saben que Él proveerá para ellos de todas formas.

> Fíate de Jehová de todo tu corazón, y no te apoyes en tu propia prudencia. Reconócelo en todos tus caminos, y él enderezará tus veredas.
> —Proverbios 3:5-6, rv60

Una vida de confianza en Dios significa que permitimos que Él nos guíe diariamente hacia sus propósitos. Le entregamos nuestra independencia y nuestro deseo de control y dejamos que Él tome las riendas de nuestra vida en sus manos. Esta clase de estilo de vida basado en la confianza no siempre resulta fácil. Podemos rápidamente sentirnos cómodos con las creencias y los valores del mundo, incluso si estamos llenos de preocupaciones, desarrollando el hábito de confiar en nosotros mismos y no en Dios. Si queremos romper este ciclo, debemos dejar a un lado las actitudes mundanas y agarrar firmemente la mano de Dios, reconociendo su gran fidelidad con nosotros, así como su soberanía divina en nuestra vida. Entonces podemos dejar que Él nos guíe, entregándole el control de nuestra vida mientras caminamos con confianza y agradecimiento.

> Cuando siento miedo, pongo en ti mi confianza. Confío en Dios y alabo su palabra; confío en Dios y no siento miedo. ¿Qué puede hacerme un simple mortal?
>
> —SALMOS 56:3-4

Memoricé este pasaje hace años. Me ayuda a alinearme con Dios y su Palabra, y me recuerda que Dios tiene el control y no necesito tener miedo ni tratar de estar a cargo de mi propia vida. Recitar estos versículos en tiempos de problemas me ha ayudado a preocuparme menos y confiar más. La Palabra de Dios puede ayudarlo a usted también.

PREGUNTAS DE 🌿 DISCUSIÓN

1. ¿Qué circunstancias fuera de su control le preocupan? ¿Cómo puede librarse de su deseo de control?

_____

_____

_____

2. ¿Cuándo es usted egoísta? ¿Cuándo se resiste a confiar en la capacidad de Dios para proveer?

_____

_____

_____

3. Haga una lista de algunas razones por las que puede confiar en Dios.

_____

_____

_____

4. Memorice Salmos 56:3-4 esta semana. Luego recite estos versículos la próxima vez que necesite aliento con respecto a la provisión de Dios. Anote aquí cómo los versículos lo ayudaron.

_____

_____

_____

_____

CAPÍTULO 7

LA PAZ EN LAS
PROMESAS DE DIOS

M E ESTOY VOLVIENDO canoso de tanto preocuparme.

—¿Por qué estás preocupado?

—Porque me estoy volviendo canoso.

Esta conversación ficticia sobre la preocupación puede sonar trillada, pero muestra el ciclo destructivo que la preocupación crea en nuestro pensamiento. Una vez que comenzamos a preocuparnos por un aspecto de nuestra vida, se vuelve más fácil preocuparnos por otro, y pronto lo único que hacemos es preocuparnos. Algunos pacientes que veo están siempre preocupados. Puedo ofrecerles muchas garantías y darles toda la información que necesitan, pero aun así se preocupan. Tienen el hábito de preocuparse por su cirugía de cataratas, sus autos, todo lo usted que pueda imaginar. La primera reacción de estas personas a un problema es la preocupación.

Cualquiera de nosotros podría dejar que la preocupación se convierta en una forma de pensar y un estilo de vida. La preocupación produce pensamientos negativos que conducen rápidamente a la ansiedad y el miedo. Y los pensamientos negativos producen personas negativas. He estado cerca de algunas personas negativas en mi vida, y no me gusta. Estoy seguro de que usted también ha estado cerca de ellas. Las personas negativas se quejan y critican constantemente. Nada es lo suficiente bueno para ellas.

Cuando la preocupación por una situación trata de establecerse, necesitamos desafiarnos a nosotros mismos a responder con fe, no con miedo. La mejor manera de reemplazar ese mal hábito de la preocupación es creando un buen hábito: buscar las promesas de Dios en lugar de nuestras propias soluciones débiles y humanas. Estas promesas se encuentran en las Escrituras, que son las propias palabras de Dios. En su Palabra, Él nos recuerda que intervendrá, nos ayudará, nos dará un valor renovado y fortaleza. Dios calmará cada tormenta en nuestra vida mientras confiamos en Él.

A lo largo de la Biblia, Dios promete proveer para nosotros. No debemos tener dudas, miedos ni preocupaciones. Debemos recordar los compromisos y promesas de Dios de proveer para nuestras necesidades, especialmente en aquellos momentos en que nos sentimos tentados a preocuparnos en lugar de confiar en su fidelidad.

> Prueben y vean que el SEÑOR es bueno; dichosos los que en él se refugian. Teman al SEÑOR, ustedes sus santos, pues nada les falta a los que le temen. Los leoncillos se debilitan y tienen hambre, pero a los que buscan al SEÑOR nada les falta.
> —SALMOS 34:8-10

EL JUEGO DE LA CULPA

Los preocupados crónicos tienden a dejar de asumir la responsabilidad por sus acciones en algún momento. Como niños, dicen: «Mi madre no me permite hacer esto o aquello» o «La escuela no me deja hacer esto». A medida que maduran, continúan encontrando razones externas para sus problemas, creyendo la mentira de que ellos no tienen el control sobre los acontecimientos que ocurren en sus vidas, pero otras personas sí. Actúan como si fueran marionetas o víctimas. En lugar de mirar a Dios como la solución a todos sus problemas, culpan a los demás. Para estas personas la culpa es siempre de alguien más.

La ruptura de este ciclo destructivo comienza al ganar conciencia de que Dios nos ama y proveerá para nosotros. El siguiente paso es aprender a vivir una vida de entrega a Dios, teniendo fe en sus promesas y gracia eternas. Su Palabra nos dice que nada puede derrotar a aquellos que verdaderamente creen en Él. Su Palabra nos muestra la vida de paz y alegría que Cristo nos ha provisto a través de su redención. Al permitir que la fe en la Palabra de Dios llene nuestra mente y nuestro corazón, las actitudes destructivas serán reemplazadas por la esperanza y la confianza en Él.

Dios nos ha dado la capacidad de asumir la responsabilidad por nuestras acciones y vidas. Debemos recibir sus promesas y creer que tenemos la libertad de tomar decisiones positivas que nos beneficiarán para su gloria. La culpa mira al pasado, el cual no se puede cambiar. La responsabilidad mira hacia el futuro, que puede cuidarse y manejarse a través de la gracia de Dios.

¿ESTAMOS A LA ALTURA DE LAS CIRCUNSTANCIAS?

Hay momentos en cada una de nuestras vidas en los que nos comparamos con los demás. Es posible que nos pongamos celosos por el nuevo automóvil que compró nuestro vecino o porque alguien de la empresa haya recibido la promoción que creemos que deberíamos haber obtenido. Incluso podríamos preguntarnos si nuestros hijos tienen tanto éxito como los hijos de nuestros amigos.

Jesús habla de esta actitud en la parábola del hijo pródigo. La mayor parte de la historia es sobre el hijo menor, quien le exigió a su padre su herencia y la desperdició. Sin embargo, cuando el joven «por fin recapacitó» y decidió regresar a casa, su padre lo recibió con los brazos abiertos y organizó una gran fiesta. Cuando el hijo mayor, que se había quedado en casa y trabajado fielmente para su padre, se enteró de la fiesta, se puso furioso. Pensó que era injusto que su padre fuera tan generoso con su hermano, a quien el hijo mayor consideraba no merecedor.

No obstante, a su padre no le preocupaba lo *justo*; él estaba revelando el corazón amoroso de un padre por un hijo perdido. Así que habló con su hijo mayor.

> Hijo mío [...] tú siempre estás conmigo, y todo lo que tengo es tuyo. Pero teníamos que hacer fiesta y alegrarnos, porque este hermano tuyo estaba muerto, pero ahora ha vuelto a la vida; se había perdido, pero ya lo hemos encontrado.
> —Lucas 15:31-32

El padre tuvo una visión más amplia. Amó a sus dos hijos y se regocijó por su bienestar. Ese es el sentir del corazón de Dios. Por mucho que nos quejemos o nos preocupemos de si estamos a la altura del éxito de otra persona, debemos recordar que Dios no nos compara con los demás; Él nos ama a cada uno como sus hijos.

EL MIEDO AL HOMBRE O EL AMOR A DIOS

Otra situación de la vida que les causa preocupación a algunos es si les agradan a las personas y los aceptan, y por qué motivo.

A medida que crecía, vi a chicas jóvenes cuyos padres no las aceptaban. Ellas no tenían paz. Con sus corazones afligidos por este rechazo, buscaron la aceptación de todas las formas equivocadas. Algunas ejercieron su sexualidad de una manera que les costó la satisfacción en sus vidas. En lugar de la aceptación que buscaban, su comportamiento trajo mucho dolor sobre sí mismas y los demás. En lugar de buscar conocer el gran amor de Dios y recibir su aceptación, trataron de encontrar aceptación por medio de sus esfuerzos, los cuales crearon más dolor emocional al final.

No hay nada tan grande como el amor eterno de Dios, dado a nosotros para recibirlo por gracia. En su insondable bondad, Él desea que nosotros, sus hijos, experimentemos un bienestar total de cuerpo, mente y espíritu. Dios sabe que nada puede satisfacer a nuestro corazón como su presencia permanente en nuestra vida, y Él quiere que nosotros lo sepamos también. El gran amor de Dios satisface nuestro corazón y nos da un propósito en la vida.

Cuando nos atrevemos a dejar de buscar a las personas para encontrar la aceptación que anhelamos y nos volvemos a Dios, podemos liberarnos de esas fuerzas destructivas que se apoderan de nuestra vida. La gracia de Dios no solo trae la salvación a nuestros corazones (Efesios 2:8), sino que también nos mantiene en el amor de Dios, protegiéndonos de las fuerzas destructivas. El apóstol Pablo aprendió a decir: «Por la gracia de Dios soy lo que soy» (1 Corintios 15:10). No es la aceptación de las personas lo que debería afectar nuestras vidas fundamentalmente. Es lo que Dios dice acerca de nosotros mientras nos muestra su gran amor y aceptación en su Palabra lo que debemos valorar y creer.

El deseo innato de aceptación es fuerte en la naturaleza humana. Si no abrazamos la gracia de que Dios nos acepta en Cristo, podemos actuar de muchas maneras para buscar la aceptación de otros.

El impulso a encontrar aceptación y la frustración de no encontrarla pueden hacer que vivamos de manera temeraria. Podemos demostrar nuestra imprudencia en la forma en que conducimos un automóvil o manejamos un negocio o gastamos el dinero. Podemos volvernos beligerantes, agresivos o violentos, tratando de ganarnos la aceptación y el respeto de los demás. Podemos ser sexualmente irresponsables, buscando una falsa sensación de seguridad y amor. Todos estos comportamientos indican que estamos más preocupados por la aceptación de las personas, o la falta de ella, que por nuestra aceptación de parte de Dios, cuyo amor por nosotros es eterno.

Necesitamos recuperar el buen hábito de practicar la fe en Dios y recordar su gracia. Si Dios nos acepta como pecadores creyentes a través de la cruz de Cristo, y si Él proveerá todo lo que necesitamos, ¿por qué deberíamos preocuparnos por lo que otros piensan y hacen? Si como creyentes estamos ocupados preocupándonos por lo que otros piensan de nosotros, nos volvemos egoístas y nuestras voluntades ya no están alineadas con la voluntad de Dios.

En este estado lamentable, nuestra relación con el Señor declina. Perdemos la cercanía, el descanso y la paz que Él nos da. En cambio, nos sentimos como si mantuviéramos una relación con una persona que una vez estuvo muy cerca de nosotros, pero que ahora se encuentra distante. Realmente no podemos hablarle; ya no hay intimidad emocional. ¿Cómo llegamos a este lamentable estado? Podemos comenzar simplemente apartando nuestros ojos de nuestra relación con Dios y volviéndonos más críticos o envidiosos de los demás, preocupándonos por lo que piensan y cómo nos comparamos con ellos.

Nuestra salida de ese agujero comienza cuando determinamos llenar nuestras mentes con la Palabra de Dios y pasar tiempo en su presencia. En el momento en que decidimos que lo que Dios dice sobre nosotros es más importante que la forma en que nos juzgan las demás personas, nos damos cuenta de que no hay nada tan importante como Dios y nuestra relación con Él. Esta perspectiva eterna nos ayuda a vivir con libertad, paz y alegría; nos libera de la preocupación y nos ayuda a no ser críticos ni sentenciosos con los demás.

MIEDO A LA SOLEDAD

Debido a que somos creados a la imagen de Dios, cada uno de nosotros posee un anhelo interno e innato de tener una relación con el Dios eterno, del cual es posible que no seamos conscientes. Cuando ese anhelo no se satisface con la gracia que recibimos de Dios por medio del Espíritu Santo, nos sentimos solos. Nuestros corazones están buscando algo, y las muchas posesiones, trabajos y relaciones con que hemos intentado llenar el vacío no parecen lograrlo. A veces creemos que si nos apresuramos lo suficiente, nos mantenemos lo suficiente ocupados, y nos rodeamos de suficientes personas importantes e interesantes, nuestra soledad desaparecerá.

«La soledad y el sentimiento de no ser querido son la pobreza más terrible», dijo la Madre Teresa.[1] A menudo le tememos a esta soledad e intentamos ignorarla manipulando a otros para obtener amor y atención de ellos. O intentamos llenar el vacío buscando a las personas como posesiones, no como relaciones genuinas. Este miedo es muy peligroso. Hace que muchas personas tomen malas decisiones con respecto a sus amigos y cónyuges, resultando en relaciones dañinas y matrimonios erróneos.

La Biblia no dice simplemente que Dios *ama* o que *siente* amor; esta afirma claramente: «Dios *es* amor» (1 Juan 4:8, énfasis añadido). Fuimos creados por amor. ¿Es de extrañar que el corazón humano anhele amor tan profundamente y en tantos niveles? Fuimos hechos por amor, para caminar en relación con Dios, que es amor. Blaise Pascal, un físico y filósofo francés del siglo diecisiete, escribió:

> Hay un vacío en forma de Dios en el corazón de cada hombre que no puede ser satisfecho por ninguna cosa creada, sino solo por Dios el Creador, dado a conocer a través de Jesucristo.[2]

Aprender a apreciar la presencia de Dios en nuestras vidas al recibir a Cristo como nuestro Salvador resulta imperativo si queremos satisfacer nuestro deseo más profundo de amor. Podemos vivir vidas emocionalmente satisfactorias solo cuando nos entregamos a Cristo en una relación de amor personal, la cual Él hizo posible para nosotros en el Calvario. La relación personal con Cristo cambia quiénes somos y cómo nos relacionamos con los demás. Conocer el amor de Dios personalmente nos ayuda a establecer conexiones divinas con otros por medio del Espíritu Santo. Tales amistades piadosas son selectivas, sacrificadas, firmes y seguras; totalmente comprometidas cuando cada persona está dispuesta a hacer cualquier cosa por la otra. Este tipo de amistades nos saca de la soledad mientras Dios obra para que nuestras vidas sean más significativas.

EL ATRACTIVO DEL DINERO

Si somos honestos, la mayoría de nosotros con frecuencia nos preocupamos por el dinero. Tendemos a vivir admirándolo, viéndolo como el instrumento que sirve para medir los logros del mundo, porque el mundo nos dice que tendremos éxito y seremos respetables si ganamos suficiente dinero. Según esta perspectiva temporal y mundana, toda la vida se evalúa por medio del dinero: el estatus que da el dinero, el poder del dinero, el dinero obtenido del trabajo, el dinero necesario, el temor de no tener suficiente dinero en el futuro, y el temor de perder el dinero disponible en la actualidad. A menudo pensamos más en el dinero de lo que pensamos en Dios.

Este tipo de pensamiento puede hacer que adoremos al dinero sin tiempo para adorar a Dios. Cuando esto sucede, el dinero ha desplazado a Dios en nuestra vida. En realidad, puede convertirse en nuestro dios. Muchas personas que están muy interesadas en el Señor son atraídas por el amor al dinero. Enfocarse en el dinero más que en Dios inevitablemente conduce a más preocupación y menos paz.

Hay un engaño en cuanto a la riqueza que dice que el dinero promete todo. En realidad, el dinero parece proporcionar algunas cosas, pero verdaderamente no ofrece nada de valor eterno. La verdadera satisfacción no se puede comprar con cierta cantidad de dinero. Cualquiera que haya luchado con este problema sabe que el temor a perder el dinero o a quedarse sin dinero puede ser peor que la realidad si eso sucediera.

Cuando nos preocupa que no tengamos suficiente dinero para satisfacer nuestras necesidades, no estamos confiando en las promesas de Dios de suplir todo aquello que necesitemos. Estamos olvidando su perspectiva eterna y permitiendo que nuestra preocupación nos controle.

Este temor excesivo a no tener suficiente dinero nos envejece, altera nuestro buen juicio y puede a la larga consumir y controlar nuestra vida, desviando nuestro enfoque del amor de Dios y sus promesas de satisfacer todas nuestras necesidades. Los juegos mentales que jugamos demuestran que somos astutos en nuestra búsqueda de dinero y no nos consagramos a Dios. Por ejemplo, ¿cómo podemos adorar a Dios los domingos y hacer trampa en nuestros impuestos, o cualquier otra cosa, durante la semana? Nos engañamos a nosotros mismos si pensamos que las finanzas son tan importantes que debemos ser deshonestos en nuestros tratos financieros.

No vale la pena hacer trampa para obtener dinero. Nuestro verdadero valor no se mide por la cantidad de dinero que tengamos en el banco o las muchas posesiones que hayamos adquirido. Nuestro inestimable valor se midió en la cruz, donde Cristo murió para redimirnos y darnos la verdadera riqueza de la vida eterna. Nuestro verdadero valor se refleja en nuestra respuesta llena de fe y gratitud a Jesús por su muerte y resurrección. Nuestro verdadero sustento es la presencia de Jesús en nuestras vidas. Él enseñó: «Mirad, y guardaos de toda avaricia; porque la vida del hombre no consiste en la abundancia de los bienes que posee» (Lucas 12:15, RV60).

TENIENDO EN CUENTA EL COSTO

He aquí un ejercicio que usted puede intentar hacer. Si comienza a sentirse demasiado preocupado o ansioso por una situación determinada, aléjese de ella. Incluso podría intentar acercarse a un espejo, mirarse a los ojos y preguntarse: «¿Valen la pena los efectos devastadores que la preocupación tendrá en mi bienestar?». Jesús respondió esa pregunta por nosotros.

> ¿No se venden cinco gorriones por dos moneditas? Sin embargo, Dios no se olvida de ninguno de ellos. Así mismo sucede con ustedes: aun los cabellos de su cabeza están contados. No tengan miedo; ustedes valen más que muchos gorriones.
>
> —Lucas 12:6-7

Dios nos ama y nos valora como sus hijos. Él tiene todo bajo control por toda la eternidad. Todo lo que debemos hacer es recordar mirarlo a Él y dejar que nos proporcione todo lo que ha prometido en su Palabra. ¡Alabado sea Dios por su infinita sabiduría y misericordia! Amén.

PREGUNTAS DE 🌿 DISCUSIÓN

1. ¿Conoce usted a alguien que juegue «el juego de la culpa»? ¿Cómo puede ayudarlo saber lo que dice 2 Corintios 4:8-10?

2. ¿Cuándo se ha comparado con otros? ¿Cómo lo ayuda eso? ¿Cómo lo lastima?

3. ¿Cuándo se ha sentido solo? ¿Qué lo ayuda a deshacerse de ese sentimiento?

4. ¿Qué lo ayuda a establecer relaciones significativas con otros?

5. ¿Qué tan importante es el dinero para usted? ¿Cree que tiene suficiente? ¿Qué dice Dios acerca de cuánto es suficiente?

CAPÍTULO 8

ARMAS DIVINAS CONTRA
LA PREOCUPACIÓN

L A PREOCUPACIÓN Y el miedo se arraigan en nuestra vida cuando nuestro interés egoísta nos impide estar alineados con los propósitos eternos de Dios. Esto sucede porque no adoptamos su perspectiva de la vida, ya sea para el presente o para el futuro. En cambio, nos enredamos en nuestros propios problemas terrenales y materiales, preocupándonos por cómo lograremos que todo suceda. Comenzamos a temer a sucesos y circunstancias que están más allá de nuestro control hasta que la preocupación crónica comienza a destruirnos. En nuestro estado de preocupación no podemos pensar con claridad, no podemos poner en orden nuestras emociones. Actuamos irracionalmente, tomando malas decisiones. Todo esto nos puede llevar a un grave estado de estrés físico y mental que con el tiempo nos puede matar si no se controla.

Antes de llegar a un estado tan lamentable, debe hacerse algunas preguntas muy importantes. ¿Qué le preocupa? ¿Qué está frenando su salud física, emocional y espiritual? ¿Por cuánto tiempo ha estado sucediendo esto? ¿Puede librarse de ese freno? ¿Puede deshacerse de la preocupación? ¿Puede liberarse del egoísmo?

La respuesta a todas estas preguntas se reduce a una cosa: cuando le entregamos nuestras vidas a Dios, Él nos da la victoria. ¡Dios les da a todos los creyentes la victoria sobre todo pecado, incluyendo el egoísmo y la preocupación, por medio de la persona de Jesucristo! Jesús entiende nuestra naturaleza humana, y tiene la respuesta para cada preocupación, cada temor, cada problema. Él sabe que la preocupación y el miedo que experimentamos son peores que la situación real que provoca nuestro miedo. Por ejemplo, resulta peor para nuestro bienestar preocuparnos por tener hambre que estar realmente hambrientos; es peor preocuparse por tener suficiente dinero para comprar la ropa adecuada, peor preocuparse por poder vivir el estilo de vida que queremos vivir.

Jesús sabe que la preocupación destruye la hermosa paz y el descanso en su redención que Él nos dio por medio de su muerte. Él vino a rescatarnos de la preocupación y el temor al hacer posible que Dios viva en nuestro interior, reconciliándonos con su paz divina. El tratamiento básico para la preocupación es vivir una vida llena de agradecimiento por la gracia de Dios que recibimos en su salvación: la vida eterna y su provisión divina para esta vida terrenal, todo comprado para nosotros en la cruz del sacrificio de Jesús.

Cuando realmente le abrimos nuestros corazones a nuestro Redentor, descubrimos tanto amor y paz que todo lo que podemos hacer es inclinarnos ante Él en humilde alabanza y adoración por su cuidado amoroso. Comenzamos a valorar su presencia en nuestra vida más que cualquier otra cosa. Y podemos caminar por la pasarela de la fe, llenos de gratitud, hasta el barco de la gracia de Dios, confiando en su favor divino para satisfacer las necesidades de cada situación de la vida que enfrentamos.

Cuando nos sentimos tentados a temer desafíos difíciles en la vida o nos preocupamos por cualquier situación que confrontamos, podemos usar las armas divinas que Cristo nos ha dado para vencer a estos enemigos de nuestra alma. Examinemos más profundamente las armas de la fe, la gracia y la gratitud que, por medio de Cristo, pueden ayudarnos a vencer la preocupación y el miedo.

FE

Hay una historia sobre un hombre de campo que, después de años de evitar volar por miedo, tuvo que hacer su primer viaje en avión. El viaje transcurrió sin incidentes; llegó a su destino y regresó a casa a salvo. A su regreso, un amigo le preguntó cómo había lidiado con su miedo a volar. «Bueno, para decir la verdad», le contestó, «nunca puse todo mi peso en el avión».

¿Alguna vez ha hecho eso? Ha habido momentos en mi propia vida en los que me he mostrado renuente a «poner todo mi peso» sobre Cristo. Simplemente no estaba bastante seguro de tener fe en Él para que me ayudara en un momento difícil o un problema. Entonces sucedió lo inevitable. La situación se volvió mucho peor. Debería haber confiado en el Señor en primer lugar en lugar de poner mi peso sobre mis propios hombros. Confiar en nosotros mismos es lo opuesto a lo que Dios quiere que hagamos. Él nos pide que depositemos nuestra confianza en su poder soberano y amor perfecto. Él promete que cuidará de nosotros; no tenemos que preocuparnos.

¡Qué hermosas promesas se encuentran en Salmos 21! El rey se alegra en tu poder, oh Jehová [...] Le has concedido el deseo de su corazón, y no le negaste la petición de sus labios [...] Vida te demandó, y se la diste; largura de días eternamente y para siempre. Engrandécete, oh Jehová, en tu poder; cantaremos y alabaremos tu poderío (vv. 1-2, 4, 13, RV60). Como cualquier buen padre terrenal cuida a un niño, así también Dios cuida a sus hijos. Podemos descansar todo nuestro peso sobre Él; podemos depositar toda nuestra fe en él. Entonces nuestras mentes estarán en paz y aprenderemos a descansar en su maravillosa redención. Solo su amor puede satisfacer nuestros corazones y liberarnos del miedo y la preocupación.

La fe funciona en nuestra vida de manera casi inconsciente. Consideremos la ley de la gravedad, por ejemplo. Como adultos, nuestras acciones están sujetas a una comprensión del poder de la fuerza gravitacional bajo la cual funcionamos. Cuando entramos en una tienda exclusiva donde se venden porcelanas finas u otras creaciones de vidrio exquisitas, tenemos mucho cuidado de no dejar caer un jarrón o cualquier otro objeto frágil. Sabemos que la ley de la gravedad está funcionando y que tal accidente resultaría en la destrucción de mercancías valiosas, ya que tenemos una fe innegable en la ley de la gravedad. Dios quiere que tengamos este mismo tipo de fe inequívoca en Él. Él es el Creador de todo lo que existe a nuestro alrededor.

En 1692, Isaac Newton escribió: «Entonces, la gravedad puede poner a los planetas en movimiento, pero sin el Poder divino, esta nunca podría ponerlos en un movimiento tan circulante como el que poseen con respecto al sol; y por lo tanto, por esto, así como por otras razones, me veo obligado a atribuir la estructura del sistema a un Agente inteligente [...] La causa de la gravedad es lo que no pretendo saber».[1] El Dr. Richard Swenson escribe que «aunque Sir Isaac Newton aclaró la ley de la gravedad hace varios cientos de años, sigue siendo una fuerza misteriosa [...] Si dejamos caer un lápiz, caerá al suelo. ¿Por qué? [...] En el nivel más profundo, no lo sabemos. Sin embargo, si Dios suprimiera la ley de la gravedad, necesitaríamos un cable de acero de seiscientas millas [novecientos sesenta y cinco kilómetros] de diámetro para mantener a la luna en su lugar».[2]

Al hacer una pausa para considerar fenómenos científicos tales como el misterio de la ley de la gravedad, la maravilla de la creación trascenderá nuestra finitud y nos ayudará a poner nuestra fe en este Dios soberano, quien es amor (1 Juan 4:8). Aunque un Dios Creador infinito debe permanecer inevitablemente misterioso para nuestras mentes finitas, al depositar nuestra fe en Él, podemos reconocer su poder y entregar todas las cosas, incluyendo nuestra preocupación y temor, a su amor infinito.

Hay un relato bíblico acerca de una profunda fe en Dios que siempre me dice algo. Es la historia del capítulo 22 de Génesis sobre Abraham, padre de Isaac, que estaba dispuesto a sacrificar lo que más amaba debido a que confiaba en Dios. Quizás recuerde que el nacimiento de Isaac fue milagroso, pues fue concebido después de que Sara y Abraham ya fueran demasiado viejos para tener hijos.

Ellos deben haberse regocijado mucho con el nacimiento milagroso de este hijo. Luego, cuando Isaac era un joven, Dios le dice a Abraham que lleve a este heredero de la promesa a la tierra de Moriah y lo sacrifique como un holocausto. Ningún padre amoroso querría sacrificar a su hijo. Abraham y Sara habían esperado mucho para tener a Isaac. ¿Cómo pudo Abraham aceptar el mandato de Dios de entregarlo? ¿Qué le diría a Sara? Todo acerca de este mandamiento de parte de Dios parecía contrario a la promesa que Él le había hecho a Abraham: «Tu descendencia se establecerá por medio de Isaac» (Génesis 21:12).

Sin embargo, con fe, Abraham se dispuso a obedecer a su Dios, poniendo toda su fe en él. Recogió la leña para el holocausto, preparó a su burro y se fue con Isaac. Cuando se acercaron al monte Moriah, Isaac sintió curiosidad, queriendo saber dónde estaba el cordero para el holocausto. «El cordero [...] lo proveerá Dios», dijo Abraham (Génesis 22:8), mostrando una confianza total en el Dios que él había seguido y a quien le entregó su vida. Cuando llegaron al lugar donde Dios le había dicho que sacrificara a su hijo, Abraham comenzó a prepararse para el holocausto. Él construyó el altar, dispuso la leña, y luego ató a Isaac y lo colocó encima de ella. Finalmente, sacó su cuchillo para matar a su hijo. En ese mismo momento, el ángel del Señor le habló.

—No pongas tu mano sobre el muchacho, ni le hagas ningún daño —le dijo el ángel—. Ahora sé que temes a Dios, porque ni siquiera te has negado a darme a tu único hijo.

—Génesis 22:12

Fue entonces cuando Abraham vio a un carnero atrapado en unos arbustos. Comprendiendo que el carnero era la provisión de Dios para el sacrificio que había ordenado, Abraham lo sacrificó en ese altar en lugar de su hijo. «Por eso hasta el día de hoy se dice: "En un monte provee el Señor"» (Génesis 22:14). A este lugar se le dio un nombre nuevo para alentar a todos los creyentes a que confíen por completo alegremente en la bondad de Dios: Jehová-jireh, «el Señor provee». ¿Estaba preocupado Abraham? Las Escrituras no dicen que lo estuviera. Sus acciones parecen indicar una obediencia inmediata debido a su fe en Dios. La fe fue su gran arma contra la preocupación y el miedo ante la pérdida de su heredero prometido.

El encuentro de Abraham me proporciona fe, ya que me ayuda a recordar que Dios, como nuestro Padre y Pastor, siempre proveerá en nuestro mayor momento de prueba. Creo que Él está íntimamente involucrado en mi vida diaria. Este «conocimiento» no reside solo en mi cabeza, sino también en mi corazón, y me conduce continuamente a una vida más profunda de fe.

He sido crucificado con Cristo, y ya no vivo yo, sino que Cristo vive en mí. Lo que ahora vivo en el cuerpo, lo vivo por la fe en el Hijo de Dios, quien me amó y dio su vida por mí.

—Gálatas 2:20

Vivir una vida de fe significa vivir rendido por completo a Cristo en el reino de Dios. Cuando vivimos plenamente en su reino, nos enfocamos en Dios en todos los momentos de nuestros días, agradecidos por su amor y su obra en nuestra vida, expresándole nuestro aprecio y gratitud. Acompañados de mucha oración, hacemos nuestra planificación para ejecutar su voluntad en nuestras vidas, sentando las bases, actuando responsablemente y confiando en Dios para los resultados.

Las Escrituras nos enseñan que la fe es un don de Dios para nosotros y no algo que podamos fabricar. Este don tiene muchas facetas. Por ejemplo, está el don de la fe que nos lleva a la salvación por medio de Cristo (Efesios 2:8-9). Después de recibir este regalo de la salvación, debemos buscar crecer en nuestra fe leyendo las Escrituras, orando y ejercitando nuestra fe para desarraigar la incredulidad de nuestras mentes. Esta incredulidad a menudo se manifiesta como pensamientos de temor, preocupación y falta de confianza en la fidelidad y la soberanía de nuestro Señor. Mientras leemos las Escrituras, aprendemos a apreciar el amor y la fidelidad de Dios para nosotros, y comenzamos a llenarnos de fe en Él. Esa fe se expresa a través de la reverencia y la gratitud, la alabanza y la adoración. Perseguir el crecimiento en la fe es de vital importancia si queremos agradar a Dios.

> Sin fe es imposible agradar a Dios, ya que cualquiera que se acerca a Dios tiene que creer que él existe y que recompensa a quienes lo buscan.
>
> —Hebreos 11:6

La fe es también la esencia de nuestra fuerza en el Dios eterno. Cuando tenemos esta clase de fe fortalecedora en la persona de Jesucristo, las características piadosas del gozo, la paz y la esperanza pueden florecer en nuestras vidas. George Mueller lo expresó una vez de esta manera: «Donde comienza la fe, termina la ansiedad; donde la ansiedad comienza, la fe termina».[3] Nuestra fe en Cristo es un arma poderosa para expulsar todo vestigio de miedo y preocupación de nuestras mentes y corazones.

La vida nos golpea continuamente con oleadas de buenos acontecimientos y malas circunstancias. Estos sucesos de la vida pueden crear ansiedad o alegría, felicidad o miedo. A Satanás le encantaría usar esos malos momentos para socavar nuestra fe en Dios. Le encantaría que nos rindiéramos ante nuestros miedos y ansiedades y que olvidáramos las promesas amorosas de provisión de Dios, decidiendo confiar en nuestros débiles esfuerzos humanos.

Sin embargo, nuestra arma de la fe dice que estamos contentos con nuestro estado actual; afirma que tenemos suficiente, seamos ricos o pobres, estemos sanos o enfermos, seamos jóvenes o viejos. Independientemente de las circunstancias y los acontecimientos temporales, sabemos que nuestra fuerza diaria proviene del Señor. La única seguridad y estabilidad verdadera que tenemos en esta vida se encuentra en nuestra fe en Jesucristo. Con Jesús podemos mantenernos firmes en la fe, sabiendo que Dios provee todo lo que necesitamos para enfrentar cada situación de la vida, ya sea buena o mala.

Pablo, quien fue encarcelado muchas veces, demostró a través de su fe en Cristo que podemos ser felices y estar contentos independientemente de nuestras circunstancias cuando tenemos fe en Jesús. Mientras estaba encerrado en la prisión, él todavía se regocijaba porque su alegría estaba en Cristo y no dependía de las circunstancias externas. (Véase Filipenses 4:11-12.) ¡Qué gran testimonio de fe! Al igual que Abraham, Pablo conocía al Señor como su Jehová-jireh, su proveedor. Él vio las circunstancias de su vida desde una perspectiva eterna. Tenía una fe inquebrantable en la persona de Jesucristo. Y conocía la abundancia de la gracia de Dios, que Dios lo amaba tanto que siempre lo sostendría.

Pablo y Abraham son gigantes de la fe que nos muestran que no debemos tener miedo. Cuando nuestro «tesoro» está con Dios y nuestra fe descansa en Él, este mundo no puede hacer nada para dañarnos realmente. Podemos vivir en paz y descansar en su redención debido a nuestro conocimiento de la vida eterna en la persona de Jesucristo y nuestra creencia en ella. Nuestra fe descansa en saber que pertenecemos al Creador, Redentor y Sustentador del universo. Somos sus hijos, y Él nos protegerá y proveerá. No tenemos nada que temer, porque el Señor nos cuidará ahora y por toda la eternidad. Profundizaremos más sobre el poder de vivir una vida de fe valiente en el capítulo 10.

GRACIA

Las Escrituras definen la *gracia* simplemente como el favor de Dios, su bondad inmerecida concedida a nuestras vidas. Cuando recibimos la salvación por medio de Cristo, recibimos la gracia redentora de Dios y disfrutamos de su favor divino en nuestra vida. El apóstol Pablo declaró de sí mismo: «Por la gracia de Dios soy lo que soy» (1 Corintios 15:10). Por la gracia de Dios somos lo que somos. Es por medio del favor divino de Dios que recibimos al aceptar a Cristo como nuestro Salvador que somos redimidos y reconciliados con Él. Todo lo que recibimos de Dios se obtiene por la gracia divina. Solo tenemos que hacerle comprender a nuestra mente, nuestro corazón, nuestro orgullo y nuestro propio sentido de prepotencia que al recibir la gracia de Dios, le permitimos que nos ame y nos provea más allá de nuestro entendimiento.

¿Por qué ama Dios a personas tan egoístas, rebeldes e independientes como usted y yo? ¿Por qué nos ama a pesar de que nos preocupamos, nos inquietamos y nos quejamos? Ciertamente, no porque lo merecemos. Él nos ama por su gracia, su favor divino.

> Porque por gracia ustedes han sido salvados mediante la fe; esto no procede de ustedes, sino que es el regalo de Dios, no por obras, para que nadie se jacte.
>
> —EFESIOS 2:8-9

Nuestras acciones y logros no nos salvan. Confiar en la persona de Cristo y en la salvación que su muerte en la cruz forjó para nosotros es lo que nos salva. Si nos trataran de manera *justa* —dándonos lo que *merecíamos*— ninguno de nosotros pasaría la eternidad con nuestro Creador, Redentor y Sustentador. Esta es una verdad aleccionadora. Por eso debemos llenarnos de humildad para poner nuestra fe en Cristo, su perdón y su gracia.

Al humillar nuestros corazones para admitir nuestra necesidad de Dios, Él nos manifiesta su gracia y amor y nos ofrece su presencia divina para que more en nuestros corazones. Entonces nuestros corazones se llenan de asombro y gratitud por este Dios amoroso, que perdona nuestro pecado y nos da su paz y todo lo que necesitamos para la vida. Su amor divino satisface cada anhelo de nuestro corazón y hace que nos inclinemos en adoración ante su trono de gracia y expresemos nuestro profundo aprecio por quién es y lo que ha hecho por nosotros. Cuando la gracia está presente, nos rendimos a su voluntad y sentimos la profunda seguridad de sus firmes dedos controladores sobre nuestra vida. Abrazados por Dios en esta gracia divina, descubrimos que es un arma contra la preocupación y el miedo. Entonces nos llenamos de alegría, porque sabemos que estamos protegidos por su amor y viviremos con Él para siempre. Esta comprensión del poder eterno de la vida de resurrección de Cristo dentro de nosotros es nuestra por toda la eternidad.

La Palabra de Dios nos reasegura sus promesas y fortalece nuestra creencia en su gracia, que es suficiente no solo ahora, sino por toda la eternidad, porque somos *suyos* para siempre y su provisión no tiene fin. Estamos entrelazados y envueltos en su amor para siempre. Cuando nos damos cuenta de la belleza de la gracia futura de Dios para cuidarnos por toda la eternidad, podemos entender el propósito de la creación y que nuestro propósito en la vida es descansar en su redención y disfrutar de una relación íntima con Él eternamente.

GRATITUD

A Banks Anderson, profesor emérito de oftalmología en Duke, le preguntaron una vez: «Si solo tuviera una opción de medicina para una afección de salud, ¿qué tomaría?». Él respondió: «Corticosteroides, por supuesto. Pueden tratar muchas enfermedades oftalmológicas; más que cualquier otro medicamento», ya que pueden reducir la inflamación. Ellos pueden tratar más enfermedades que cualquier antibiótico o agente inmunosupresor.

Cuando me pregunten cuál es la mejor terapia para la preocupación, les diré inequívocamente que un corazón agradecido, como hemos comentado, es el «corticosteroide» para la preocupación. El apóstol Pablo nos dice cuán poderosa es un arma de gratitud para nuestro bienestar.

> Alégrense siempre en el Señor. Insisto: ¡Alégrense! Que su amabilidad sea evidente a todos. El Señor está cerca. No se inquieten por nada; más bien, en toda ocasión, con oración y ruego, presenten sus peticiones a Dios y denle gracias. Y la paz de Dios, que sobrepasa todo entendimiento, cuidará sus corazones y sus pensamientos en Cristo Jesús.
> —Filipenses 4:4-7

Pablo está hablando de crear un hábito y vivir un estilo de vida de agradecimiento; está describiendo un frenesí de gratitud, por así decirlo. ¿Qué es un frenesí de gratitud? Lo defino como un estilo de vida intenso, una expresión generosa de acción de gracias, una actitud mental de agradecimiento continuo a Dios que impregna cada pensamiento, define nuestra relación con Él, e impacta nuestras relaciones con los demás e incluso nuestra orientación hacia nuestra vocación. Si queremos experimentar una relación íntima con nuestro Dios eterno, debemos agradecerle desde lo más profundo de nuestro ser.

Estar agradecidos con Él significa dar gracias por todas las cosas. Esta clase de agradecimiento cultiva un espíritu de acción de gracias en nuestros corazones hasta que nos desbordamos de profunda gratitud por la persona de Jesucristo que vive en nosotros. Nos sentimos agradecidos por la gracia que nos salva, la gracia que perdona nuestro pecado y acepta nuestro arrepentimiento. Estar agradecidos nos ayuda a darnos cuenta de quién es Dios y quiénes somos como sus hijos amados. Esta conciencia intensificada de nuestro Creador hace que nos levantemos con gratitud debido a su perdón continuo de nuestros pecados y rebelión contra Él. En realidad, no podemos mostrar realmente un sincero agradecimiento hasta que nos damos cuenta de que no somos nada por nosotros mismos y todo a través de Él.

Cuando nuestros corazones están llenos de alabanzas al saber quién es Dios, no podemos evitar expresar nuestro asombro y admiración por su amor eterno en nuestras vidas; lo alabamos y adoramos reverentemente como nuestro Señor soberano y amoroso. Esta vida profunda de gratitud y alabanza es un arma poderosa para apagar cualquier tentación a temer o preocuparse. Los corazones llenos de alabanza y adoración son corazones sanos que tienen esperanza para el presente y el futuro. ¡Somos suyos por toda la eternidad! ¡Qué alegría!

Por medio de mi experiencia personal he llegado a creer que la gratitud es una prioridad no negociable de la vida de cada creyente. Algunos decimos la palabra «gracias» tan a menudo que se convierten en parte de nosotros. Otros son callados y expresan las «gracias» con un toque, una mirada, una actitud de cuidado y preocupación, entendiendo y apreciando sin palabras. Todos somos diferentes, y es lícito que así sea. Sin embargo, cada uno de nosotros debe expresar nuestro espíritu de gratitud a Dios de una manera significativa.

Lucas describe cómo un hombre demostró el espíritu de gratitud en el capítulo 17 de su Evangelio. Jesús sanó a diez hombres, pero solo uno regresó a Él para agradecerle. Solo uno se relacionó con Él personalmente al expresarle gratitud por el don de sanidad que había recibido. Este hombre ejemplifica el corazón agradecido que cada uno de nosotros debe tener hacia Dios. Cuando estamos enfocados en Dios en la persona de Jesucristo, mostramos agradecimiento por todo lo que tenemos.

Un espíritu de gratitud no solo se refleja en nuestra relación con Dios, sino que se extiende a nuestras relaciones con nuestros seres queridos y amigos, fortaleciéndolos con nuestro agradecimiento. Por ejemplo, en el matrimonio nuestro agradecimiento constante produce fuerza, apoyo y el crecimiento de nuestro amor mutuo. Nuestros gestos continuos de agradecimiento, amor y apoyo afirmativo le dan a nuestro cónyuge un sentido de autoestima a medida que construimos una relación más profunda de confianza y amor. De la misma manera, debemos ser agradecidos con los amigos, familiares y compañeros de trabajo, todos aquellos con quienes nos relacionamos en nuestra vida cotidiana. Cuando tenemos un genuino espíritu de gratitud por los demás, podemos servir, dar, mostrar compañerismo y amar a las otras personas.

El espíritu de gratitud debe estar entretejido en todo lo que hacemos como seguidores de Cristo. En cada actividad, ya sea realizar una cirugía delicada, escribir libros, presentar una defensa legal o barrer una sala, debemos tener una actitud de gratitud que brota de un corazón agradecido por el amoroso cuidado de Dios para nosotros.

Ser agradecidos establece nuestra fe para que descanse en su gracia. Este breve estudio de nuestras armas divinas de la fe, la gracia y la gratitud, surgidas de nuestra relación con la persona de Jesucristo, nos muestra cómo librar nuestra vida de preocupaciones y temores. Estas armas permiten que nuestras vidas se vean envueltas con la presencia de Dios, ahora y por la eternidad. ¡Esa profunda relación con nuestro Salvador es el antídoto supremo para la preocupación!

PREGUNTAS DE 🌿 DISCUSIÓN

1. ¿Qué significa la *fe* para usted? ¿Cómo ve la fe en el trabajo en su vida diaria?

_____

_____

_____

2. ¿Qué significa la *gracia* para usted? Haga una lista de algunas maneras en que siente la gracia de Dios.

_____

_____

_____

3. ¿Qué significa la *gratitud* para usted? ¿Cuándo se siente más agradecido? ¿Y menos agradecido? Haga una lista de cinco maneras en que puede estar más agradecido. Practique al menos una de ellas todos los días de esta semana.

_____

_____

_____

4. Intente reírse a primera hora de la mañana. ¿Cambia esto su perspectiva con respecto a su día?

_____

_____

_____

CAPÍTULO 9

NACIMIENTO SOBRENATURAL
EN EL REINO DE DIOS

N LA BATALLA de El Álamo, el coronel William B. Travis les pidió a sus hombres que cruzaran la línea para defender al gobierno provisional en San Antonio mientras este buscaba independizar a Texas de México. Esa petición tuvo un gran costo personal. Los doscientos defensores murieron en El Álamo.[1] Esa batalla constituyó un momento decisivo en la historia estadounidense.

De manera similar, cuando aceptamos a Cristo como nuestro Salvador y nacemos de nuevo en el reino de Dios, Cristo nos pide a todos que crucemos la línea: que nos abandonemos a sus propósitos eternos. Nos pide que dejemos a un lado nuestros propios planes y deseos y sometamos nuestras vidas totalmente a Él. No somos llamados primero a *hacer obras* para Él, sino a *rendirnos* al señorío de Cristo. Ese acto de obediencia a nuestro Señor implica negarnos a nosotros mismos y poner nuestra fe y confianza en su gracia a fin de salvarnos y ordenar nuestras vidas de acuerdo a sus propósitos eternos. Así como esos valientes guerreros en el Álamo decidieron obedecer el mandato de su líder, cada uno de nosotros enfrentamos un momento decisivo personal en nuestra vida cuando nos rendimos al señorío de Cristo.

Al recibir su perdón por nuestros pecados y la promesa de su presencia morando dentro de nosotros por toda la eternidad, Él se convierte en nuestro Señor y Maestro. No podemos seguir sirviendo a nuestros deseos o metas terrenales por más tiempo.

> Nadie puede servir a dos señores, pues menospreciará a uno
> y amará al otro, o querrá mucho a uno y despreciará al otro.
> No se puede servir a la vez a Dios y a las riquezas.
> —MATEO 6:24

Cuando usted piensa en todos los anuncios que aparecen en la televisión, las revistas y en línea sobre cómo vivir más y lucir más joven, se da cuenta de que la gente hará cualquier cosa para preservar su vida natural. Sin embargo, según las Escrituras, solo hay una manera de preservar verdaderamente la vida por toda la eternidad, y la misma reside en la persona de Jesucristo. La vida verdaderamente comienza cuando creemos en lo que Cristo logró en el Calvario para nuestra redención, dándonos vida eterna.

En el momento en que aceptamos la provisión de Cristo para el perdón de nuestros pecados, ya no estamos simplemente preservando nuestras vidas temporales; nacemos en el reino de Dios y recibimos la vida eterna por medio de Cristo. El perdón de los pecados, la gracia de Dios y la esperanza de la eternidad con Dios llegan a ser nuestros en ese momento en el que ponemos nuestra fe en nuestro Salvador. Con una actitud de arrepentimiento, le entregamos el control de nuestras vidas para que estén bajo su voluntad y dirección, admitiendo que hemos sido independientes y rebeldes. Alejándonos de los caminos egoístas y egocéntricos, comenzamos nuestro viaje hacia la transformación a la imagen y el carácter de Cristo al confiar en Él como nuestro Señor y Salvador fiel y soberano.

Jesús dice que debemos decidir a quién vamos a servir. En realidad, Él exige que hagamos esa elección. ¿Le diremos que sí a Jesucristo, que nos ama y se entregó a sí mismo como un sacrificio por nuestros pecados a través de su muerte en la cruz para que podamos reconciliarnos con la paz con Dios? Esa no es una decisión para tomarse a la ligera. Decirle que sí a Cristo significa hacer un compromiso total que implica amarlo con todo nuestro corazón, mente, alma y fuerzas, y expresarle ese amor todos los días con fe y gratitud.

Pablo describe este compromiso total en Romanos 12:1 como un acto de adoración: «Por lo tanto, hermanos, tomando en cuenta la misericordia de Dios, les ruego que cada uno de ustedes, en adoración espiritual, ofrezca su cuerpo como sacrificio vivo, santo y agradable a Dios». Las Escrituras enseñan que la adoración no es simplemente una expresión *externa* de agradecimiento y alabanza a Dios; esta se expresa mejor a través de la *rendición* completa a su señorío sobre nuestras vidas.

El cristianismo se presenta al mundo en la persona de Jesús: el milagro de su nacimiento, su vida, su muerte en la cruz para salvarnos de nuestros pecados y su asombrosa resurrección de los muertos, que nos ofrece vida eterna y comunión con él. Cuando recibimos a Cristo como nuestro Salvador, nacemos en el reino de Dios. Lo que Él nos pide al rendirnos a su maravillosa redención es que cambiemos nuestro enfoque terrenal, nos arrepintamos de nuestro egoísmo y deseos mundanos, y abracemos su poder transformador en nuestras vidas para cumplir nuestro propósito eterno. Este cambio de enfoque exige que nos humillemos en su presencia con gratitud por su salvación y el regalo de la vida eterna. Jesús demostró esta actitud de humildad durante su tiempo en la tierra en su completa obediencia a su Padre, incluso hasta morir en la cruz.

Cuando le decimos que sí a la persona de Jesucristo, completamente y sin reservas, el reino eterno de Dios nace en nosotros, como ya mencioné. Como creyentes nacidos de nuevo, el viaje hacia una vida llena de gozo comienza cuando le entregamos nuestra vida de todo corazón a Dios y nos convertimos en sus hijos, purificados y transformados por su amor para toda la eternidad. A medida que experimentamos la presencia satisfactoria de Dios en nuestra vida a través de nuestra entrega al señorío de Cristo, descubrimos que Él es la fuente del gozo supremo. Es el autor de nuestra paz, y en Él encontramos verdadero descanso y satisfacción para nuestra alma. He descubierto que una vez que nacemos en el reino de Dios existen tres elementos vitales en nuestro viaje hacia una vida llena de alegría. Además de la *fe* y la *gracia*, que hemos analizado anteriormente, existe el elemento de la *entrega* a su amor y su voluntad que nos llena de alegría. Cuando realmente apreciamos la gracia de Dios, no podemos evitar entregarle todo a Él con fe a causa de su bondad. Como hijos en el reino de Dios, nuestro enfoque, valores e intereses ya no pueden ser los del mundo, sino los de su reino. Con nuestros corazones llenos del amor de Dios, comenzamos a ver la vida de manera diferente. Ya no buscamos satisfacción y plenitud en las cosas de este mundo, porque rendirnos a Dios nos separa de gran parte del pensamiento del mundo. En cambio, comenzamos a desarrollar una perspectiva eterna, un grado cada vez mayor de satisfacción ahora y para siempre con Dios por medio de la persona de Jesucristo.

Mientras el reino eterno de Dios comienza a afianzarse en nuestra vida, ya no ponemos nuestra fe en las «metas» de la felicidad tal como el mundo las percibe, basadas en la gratificación de lo inmediato, lo visto y el ahora. En cambio, ponemos nuestra fe en Dios; una fe eterna, basada en la promesa de Cristo y nuestro Padre de proveer para nosotros ahora y por siempre. Esta no es una fe basada en una emoción humana débil. Más bien, es la fe centrada en el poder, el amor y la gracia de Dios que recibimos en la salvación, al nacer en el reino de Dios. A medida que aprendemos a confiar en su fidelidad y soberanía sobre todo, nuestros corazones se llenan de un gran gozo que conduce a una alabanza y adoración cada vez más profundas mientras nos inclinamos con humildad en la presencia de nuestro Señor.

Las Escrituras enseñan que esta vida es como la niebla, que aparece por un momento y luego se desvanece (Santiago 4:14). Sin importar la edad que tengamos, tendemos a sentir la marcha del tiempo militando contra nosotros. Muchos de los que están en sus cuarenta piensan que los últimos veinte años han pasado demasiado rápido. Aquellos en sus sesenta piensan que los últimos veinte años se han ido más rápido aún. Sin embargo, cuando vivimos con la perspectiva eterna de Dios, viéndolo a Él como nuestro Jehová-jireh, vemos el tiempo simplemente como el preámbulo de la eternidad. La perspectiva eterna de Dios nos permite vivir seguros sabiendo que Él nos cuidará ahora y por toda la eternidad.

Como padre, realmente no me he preocupado mucho por mis propias circunstancias y posesiones, pero siempre he querido asegurarme de que mis hijos estuvieran bien cuidados. Ahora que soy abuelo, siento ese deseo aún más en lo que respecta a mis nietos. Creo que esto es lo mismo que el Padre siente por nosotros. Él quiere asegurarse de que se nos provea de todas las maneras posibles durante esta vida y más allá. Y debido a que es Dios, Él *puede* satisfacer todas nuestras necesidades, ahora y por la eternidad. Como sus hijos amados, podemos entregarle nuestras ansiedades y temores, recibir su provisión, y vivir con esperanza y libertad. Ese fue el propósito en el sacrificio supremo de Cristo. «Cristo nos liberó para que vivamos en libertad. Por lo tanto, manténganse firmes y no se sometan nuevamente al yugo de esclavitud» (Gálatas 5:1).

Todos nos preocupamos por una cosa u otra, y podemos convertirnos en esclavos de nuestra preocupación, como hemos considerado. Es la gracia de Dios la que nos hace libres. Él ha asumido la responsabilidad de cuidar de nosotros. No importa lo difícil que pueda parecer la vida hoy, cuando le entregamos nuestras vidas a Cristo, podemos estar agradecidos, porque somos colocados en su reino inquebrantable para siempre. Hebreos 12:28 declara: «Así que nosotros, que estamos recibiendo un reino inconmovible, seamos agradecidos».

A menudo, cuando estamos en medio de los desafíos de la vida, el agradecimiento parece difícil. Sin embargo, Dios está ahí para ayudarnos, brindándonos el apoyo que necesitamos en los tiempos de dificultades. Él será nuestro compañero constante si lo dejamos. Dios, el autor del universo, promete que permanecerá con nosotros en este proceso de entrega y transformación. «Todo lo puedo en Cristo que me fortalece» (Filipenses 4:13). Nuestra propia fuerza nunca es suficiente. Nuestros esfuerzos humanos débiles y falibles fracasarán, y seremos víctimas de todas las formas de egoísmo y preocupación, ansiedad y miedo, y orgullo y control. Solo a través de nuestra rendición continua al señorío de Cristo podemos ser transformados a su imagen: piedad, amor, gozo y paz. Debemos ser completamente honestos con nosotros mismos y darnos cuenta de que Cristo es todo y nosotros no somos nada. Nuestra seguridad frente a las emociones destructivas y los patrones de pensamiento se encuentra en ese lugar de rendición a su señorío.

Si el Señor no edifica la casa, en vano se esfuerzan los albañiles.

—Salmos 127:1

Como creyentes que han recibido la salvación a través de Cristo, Dios ha comenzado una obra en nosotros, y la llevará a cabo. Jesús nos perfeccionará; nos madurará; nos transformará. Él continuará obrando en nuestras vidas hasta que lo veamos cara a cara. En medio del proceso, debemos poder decir: «Dios, te agradezco que hayas comenzado una buena obra en mí. Te agradezco que no importa cuán incompleto esté en este momento, tú consumarás gloriosamente tu obra en el día de Cristo Jesús. Padre celestial, ayúdame a cooperar contigo mientras me moldeas a la semejanza de Jesús. Amén».

Junto con Pablo, decimos: «Pues todo lo puedo hacer por medio de Cristo, quien me da las fuerzas» (Filipenses 4:13, NTV), ya que tenemos la fortaleza espiritual de saber que el poder soberano de Dios tiene control sobre nuestra vida por toda la eternidad. Tenemos una fe en Cristo que nos ayuda a vencer los miedos, y tenemos una gratitud extraordinaria por nuestra redención que vencerá las preocupaciones.

También tenemos su paz y su poder, lo que nos capacita en todos los aspectos de la vida.

> Estoy convencido de esto: el que comenzó tan buena obra
> en ustedes la irá perfeccionando hasta el día de Cristo Jesús.
> —FILIPENSES 1:6

En el siguiente capítulo, vamos a examinar con mayor profundidad la manera en que podemos vivir una vida de fe valiente llena de la maravillosa gracia de Dios.

PREGUNTAS DE 🌿 DISCUSIÓN

1. ¿Ha cruzado la línea para entregarle su vida a Jesús? Si no es así, ¿está dispuesto a hacerlo ahora?

_____

_____

2. Haga una lista de algunas maneras en que Jesús lo ha cambiado desde que se entregó a él.

_____

_____

3. ¿Cuánto ha comprendido acerca de los tres elementos esenciales de su viaje hacia una vida llena de gozo: la gracia, la entrega y la fe?

_____

_____

4. ¿De qué manera siente la presencia de Cristo en su vida? ¿Cómo es consciente de su poder transformador en su vida ahora? Mantenga un diario esta semana anotando las formas en que percibe su presencia.

_____

_____

5. ¿Qué pasos debe dar para descansar completamente, sin miedo, en las manos de Jesús?

_____

_____

CAPÍTULO 10

VIVIR CON UNA
FE VALIENTE

NTERIORMENTE EXAMINAMOS LAS armas divinas que Dios nos ha dado para combatir la preocupación y el miedo: la gracia, la fe y la gratitud. A medida que profundizamos en cómo se ve una vida de fe, comprendemos más plenamente cómo Dios llama a todos los creyentes a vivir con una fe valiente. ¿Qué significa eso realmente? Sabemos que cuando estamos siendo imprudentes al tomar decisiones en la vida, eso nos causa preocupación. Los inversores imprudentes se preocupan. Las fantasías y una sexualidad imprudentes producen preocupación. Incluso conducir de manera imprudente crea una tensión de preocupación en nuestra mente. Por lo tanto, resulta vital para nuestra tranquilidad que decidamos ser cuidadosos con nuestras decisiones y acciones.

En realidad, vivir la vida como cristiano constituye el estilo de vida más conservador y seguro disponible para nosotros. Rendirnos a la voluntad de Dios para nuestra vida nos da una sensación de seguridad mientras confiamos en su amor por nosotros. Al aprender a descansar en su redención, experimentamos su gozo y paz, y la confianza que Él nos da a través de su promesa de que nunca nos dejará ni nos abandonará. Cuando amamos a Dios, el Espíritu Santo nos da el poder para rechazar la mentalidad de temor y preocupación, y nos damos cuenta de que hemos adoptado el estilo de vida más seguro posible.

Sin embargo, en nuestro caminar con Dios a veces enfrentaremos desafíos que requieren que tomemos decisiones que nos parecen un poco temerarias. Tendremos que hacer acopio de fe y valor a fin de obedecer la voluntad de Dios para nosotros cuando no entendamos lo que nos está pidiendo, como durante la vida de Abraham cuando obedeció el mandato divino de sacrificar a su hijo, su heredero de la promesa que Dios le había dado.

Cuando los instructores enseñan a esquiar, dicen: «Tienes que ser un poco temerario para ser un buen esquiador». Cuando el instructor habla de ser un poco temerario, no quiere indicar que vayamos a rompernos una pierna (como me ha sucedido a mí). Nos está diciendo que nos relajemos y reunamos el valor para arriesgarnos. Sin ese elemento de «temeridad», nunca experimentaremos la gran sensación de volar por esa pendiente nevada. En otras palabras, no podemos estar demasiado ansiosos o faltos de valor si queremos ser buenos esquiadores.

Entonces, ¿cómo se aplica esa analogía a la vida? ¿Qué significa vivir con una fe valiente? Significa liberarnos de preocupaciones ansiosas con respecto a cada pequeño problema de la vida. Una persona que está libre de las obsesiones de la preocupación es capaz de relajarse y hacer un buen trabajo, disfrutando de cada área de la vida. Cuando estamos totalmente relajados esquiando, podemos emplear un tipo de valentía llamada *anticipación*. Eso implica simplemente relajarse y dejarse caer sobre la parte baja del esquí, lo que permite que el fenómeno del rebote nos lleve a dar un giro en esa pista de esquí tan desafiante. Casi no se necesita esfuerzo para hacer medios giros suavemente a medida que empleamos la técnica de la *anticipación* en el descenso. La clave es que mientras más nos relajamos, más fácil e impresionante —y seguro— se vuelve el esquí.

Este principio de relajación temeraria (anticipación) también funciona de manera similar en nuestra vida diaria. Mientras más valiente es nuestra fe en Dios, más nos relajamos y dejamos de preocuparnos por las situaciones de la vida. En esta postura de anticipación podemos disfrutar de nuestras familias y amistades y nuestro servicio a Dios. En nuestro caminar espiritual, a medida que continuamos cultivando la mentalidad básica de la fe y la confianza en el amor y la bondad de Dios, la vida se vuelve fácil, de la misma manera que el esquí puede resultar fácil y divertido cuando nos relajamos y nos «inclinamos».

¿Cómo aprendemos a relajarnos e inclinarnos en lo que respecta a la vida, en especial cuando se nos presentan desafíos difíciles? Simplemente caemos de rodillas en oración y le confiamos todo en nuestra vida una vez más a Cristo. Luego, cuando nos levantamos con una fe valiente por el poder de Dios que nos ayuda, la carrera sobre la «pista de esquí» de nuestra vida es más suave. Estas «carreras» desafiantes de la vida se vuelven más suaves, fáciles y tranquilas, y requieren menos energía y esfuerzo. El descanso de Dios llena nuestros corazones y mentes con su paz cuando continuamente le entregamos nuestras vidas y confiamos en Él en cada desafío que enfrentamos.

> Sean fuertes y valientes. No teman ni se asusten ante esas naciones, pues el Señor su Dios siempre los acompañará; nunca los dejará ni los abandonará».
>
> —Deuteronomio 31:6

La fe valiente declara que estamos llenos de la presencia de Dios y eso es suficiente para nosotros. De esa fe surge la capacidad de amar, porque las Escrituras enseñan que la fe obra a través del amor y que el amor obra a través de la fe (Gálatas 5:6). Cuando vivimos una vida llena de fe valiente, somos tan poderosos como un río que fluye lleno del amor de Dios. Nos convertimos en una fuente de vida para los demás a medida que encuentran la alegría del Señor en nuestro interior y su amor fluyendo de nosotros.

DAR CON VALENTÍA

Dar con valentía es una forma práctica de expresar nuestra fe valiente en Dios. ¿Sabía usted que cuando somos generosos, en realidad estamos librando una guerra espiritual? Lo que estamos haciendo es luchar con «el dios Mamón» y mostrar nuestra lealtad al Dios de toda la creación. Cuando les damos dinero y bienes a otras personas necesitadas, estamos confirmando que Dios es nuestra fuente y que solo estamos dando de su abundancia para nosotros. Y dar valientemente no tiene que ver solo con el dinero y los bienes materiales. Cuando apreciamos y estimamos a los demás como Cristo nos enseña a hacer, encontraremos maneras de ofrecerles su amor por medio de nuestro afecto. Vivir una vida de fe valiente se refleja en nuestra interacción con los demás como una fe *que da.* (Véase Santiago 2:14-17.)

Jesús nos enseñó a dar generosamente y a ofrecer hospitalidad cuando alimentó de forma milagrosa a cinco mil hombres a partir de cinco panes y dos pescados. (Véase Lucas 9:10-17.) En este pasaje encontramos a Jesús con una multitud reunida a su alrededor, como sucedió muchas veces durante su ministerio en la tierra. A medida que avanzaba el día, la gente comenzó a tener hambre. No había suministros de alimentos en los alrededores, especialmente para tan gran multitud. Los discípulos no sabían qué hacer. Pensaron que era mejor enviar a las personas lejos. Sin embargo, Jesús tenía un plan para demostrar su espíritu generoso: «Denles ustedes mismos de comer», dijo (v. 13).

Todo lo que los discípulos pudieron encontrar fue unos cuantos panes y pescados que le llevaron a Jesús, lamentándose de que no era suficiente. Antes de comenzar a alimentar a tanta gente, Jesús tomó los panes y los pescados y los bendijo, dando gracias a Dios. Luego instruyó a los discípulos para que comenzaran a alimentar a la gente. Cuando lo hicieron, el pan y el pescado se multiplicaron hasta que todos fueron alimentados y sobró una buena cantidad.

El mensaje de Jesús es claro: haz lo que puedas con lo que tienes para ayudar a los demás, dando gracias a Dios, y Dios te proporcionará todo lo que necesitas para esa situación. Cuando miramos al cielo tal como lo hizo Jesús a fin de recibir una provisión sobrenatural, Dios proveerá nuestras necesidades físicas y espirituales para disfrutar de una vida abundante. No tenemos motivos para preocuparnos como hijos de Dios; no necesitamos ser codiciosos y ambiciosos. Las Escrituras condenan la ambición egoísta que se aferra a lo que tiene y busca ganar más para sí misma, que es lo opuesto a la generosidad.

Si nos preocupamos por cómo podemos mantener nuestro dinero y nuestras posesiones para nosotros mismos, no nos servirán de nada y no beneficiarán a nadie. Conozco a muchas personas que dan más de lo que ganan, utilizando las reservas para satisfacer las necesidades de otros con menos. Son dadores generosos, que reflejan el amor de Dios por nosotros, cuyos seres interiores están agradecidos por lo que tienen y quieren compartirlo con los demás. Un corazón generoso es aquel que verdaderamente aprecia a Dios y a los otros y expresa ese aprecio a través de la generosidad.

Se necesita una fe valiente para reflejar el amor de Dios dando con valentía. Es importante dar de corazón con la alegría del Señor. No podemos dar únicamente debido a un sentido del deber o por culpabilidad. No podemos dar de una manera piadosa si nuestra entrega está motivada solo por el deseo de sentirnos orgullosos de nosotros mismos o engrandecernos a los ojos de otros. Podemos dar genuinamente solo cuando lo hacemos como consecuencia de una fe valiente, sabiendo que Dios lo ha consagrado para sus propósitos.

En la práctica, también es importante evaluar dónde dar nuestro dinero. Como buenos administradores a la hora de dar, debemos asegurarnos de que nuestras donaciones vayan dirigidas a aquellos que también son buenos administradores de los fondos que reciben. Debemos donar a aquellas organizaciones e individuos que utilizarán el dinero de manera más eficiente para la obra del Señor, para el mayor beneficio, tanto ahora como a lo largo de los años siguientes. Al decidir dónde dar nuestro dinero, debemos tratar de determinar que Jesucristo sea el centro de cualquier ministerio al que consideramos donar fondos. El dinero se debe dar con mucho discernimiento a través de la oración y enfocándose en la persona de Jesucristo.

Nuestra inquietud acerca de dar dinero desaparece cuando caminamos con una fe valiente, creyendo que Dios será nuestro proveedor y viviendo en gratitud por todo lo que nos ha dado. Nuestra inquietud acerca de cómo se utilizarán esas donaciones desaparece cuando oramos y escuchamos las instrucciones del Espíritu Santo sobre dónde y en qué momento dar. Cuando podemos donar sin sentir ansiedad en esta área de dar, exhibimos nuestra fe valiente en Dios y demostramos su amor obrando temerariamente en nuestras vidas. Otros verán el impacto que el amor de Dios presente en nuestra vida está causando en nuestra generosidad y la alegría a la hora de dar. Nuestra confianza en la soberanía de Dios y su fidelidad nos ayuda a seguir su dirección en todos nuestros donativos.

AMAR CON VALENTÍA

Las Escrituras nos enseñan: «Ama a tu prójimo como a ti mismo» (Mateo 22:39). Este tipo de amor es un profundo reflejo de nuestra fe valiente que se basa en nuestro amor a Dios. Sin embargo, no es tan difícil cuando entendemos que los demás son personas tan especiales para Dios como lo somos nosotros. Los filósofos han dividido el amor en categorías. C. S. Lewis escribió sobre cuatro categorías del amor en su libro *The Four Loves* [Los cuatro amores].[1] Primero, define el amor como *filos*, que es el amor compartido entre amigos. Luego está el *eros*, que define el amor entre un hombre y una mujer. El *ágape* es el amor que Dios siente por nosotros y el amor que sentimos por Él. Son los tipos de amor que experimentamos con nuestros amigos y familiares los que nos ayudan a entender el amor más profundo de Dios.

Lewis describe una cuarta categoría de amor usando la palabra *storge*, que simplemente significa un afecto compartido. Según él, es como un pegamento que mantiene unidos a los otros tres amores. Este afecto es el amor más humilde, un amor sin pretensiones. El mismo nos une. Cuando su esencia entra en los otros amores, es el medio por el cual ellos se reflejan día a día.

Storge se relaciona con la actitud de gratitud que demostramos en nuestra vida. Mientras Lewis habla sobre *storge*, también parece describirlo como «aprecio».[2] «Según mi experiencia», escribe Lewis, «es el afecto lo que crea un [amplio] gusto [en la humanidad], enseñándonos primero a notar, luego a soportar, luego a sonreír, luego a disfrutar, y finalmente a apreciar, a las personas que "están ahí por casualidad"».[3] No podemos tener una actitud constante de gratitud sin experimentar este afecto simple que finalmente conduce al aprecio. Apreciamos al Señor, no solo por todo lo que hace por nosotros, sino también por quién es, y por eso vivimos con gratitud en nuestra relación con Él. Y esa gratitud conduce a una relación de amor profunda e intrínseca con Dios, que es nuestra respuesta interior a nuestra entrega a Él. El afecto nos ayudará a cumplir la instrucción bíblica: «Con humildad consideren a los demás como superiores a ustedes mismos» (Filipenses 2:3).

El afecto, o *storge*, no debe confundirse con los otros amores. Es a través de la simple demostración de afecto que realmente apreciamos, respetamos, cuidamos y alentamos a los demás. Este tipo de afecto transforma nuestras relaciones, pasando de una actitud de autoservicio a la entrega. Ya no estamos preocupados por lo que podemos obtener para nosotros mismos, porque el afecto nos ayuda a enfocarnos en formas de amar a los demás; cultivar el *storge* hace que la vida sea más significativa, ya que crea relaciones significativas. Descubrimos que nuestras relaciones son una de las bendiciones más hermosas de la vida.

Estas tres formas de amor —*philos*, *eros* y *storge*— crean el marco a través del cual se puede expresar el *ágape*, el amor de Dios. Esos amores se unen para crear una sinfonía de la vida que nos lleva a disfrutar de la felicidad eterna con Dios. Cuando le entregamos nuestra vida a Dios, entramos en una relación de todo corazón e íntima con Él. Esta no es una relación mental en la cual podemos conocer y respetar a Cristo. Va mucho más profundo que eso. ¡Estamos realmente enamorados de Cristo! Y comenzamos a crecer en la gracia hasta alcanzar la madurez, en la que expresamos una fe valiente en nuestro amor por los demás.

Cuando estamos genuinamente preocupados por las contrariedades y los problemas de los demás, suceden dos cosas. Primero, podemos ayudar a otras personas a llevar sus cargas, lo que a su vez ayuda a disminuir sus temores. En segundo lugar, apartamos la atención de nosotros mismos y la ponemos en los otros de manera cristiana, convirtiéndonos en ejemplos vivientes del *storge*: el afecto genuino y el aprecio por los demás. Nuestras relaciones con las otras personas pueden entonces llenarse de amor *ágape* y ayudarnos a mantenernos enfocados en amar a Dios por encima de todo y buscar su voluntad. Sin relaciones piadosas en las que amemos valientemente, podríamos volver a una vida de egoísmo, la cual culmina dando lugar a una mentalidad de preocupación una vez más.

En todas nuestras relaciones, debemos mostrarnos respeto unos a otros, animarnos unos a otros y cuidarnos unos a otros. En el Instituto de Cataratas y Láser de St. Luke hacemos eso, alentando a nuestros pacientes y sus familiares a diario. Las Escrituras nos dicen que el amor (que incluiría a *storge*) nos da la paz de Dios, porque «el amor perfecto echa fuera el temor» (1 Juan 4:18).

Nuestro amor *ágape* por Dios, así como nuestro amor por los amigos y la familia, es realista, sacrificado, intencional, dispuesto y absoluto. Mientras Dios nos guía a una vida de amor valiente, nos guiamos los unos a los otros para reflejar el amor de Dios en nuestras vidas. Nuestra respuesta a nuestra fe en el amor de Dios es amar a los demás, respetarlos, ofrecerles un aprecio constante por quiénes son y lo que hacen, y ayudarlos a crecer en el amor. Así es como se ve la fe valiente en una vida llena de amor.

SERVIR CON VALENTÍA

Las Escrituras enseñan que la fe obra a través del amor (Gálatas 5:6), como ya mencioné. Esta es la fe para el servicio a Dios que nace de nuestro profundo amor por Él. Jesús es el modelo a seguir para el servicio. Él es el servidor y cuidador perfecto. En casa tengo una estatua de Jesús lavando los pies de sus discípulos. La misma me ayuda a recordar su servicio y me muestra cómo puedo seguir sus pasos. Uno de los roles más importantes en la vida de un creyente es el de ser un cuidador y un servidor. Esta expresión de amor encarna el *storge*, el afecto que «une» todas las facetas del amor.

Algunos médicos con los que he hablado no pueden esperar a retirarse de su servicio en el campo médico. Yo no comparto sus sentimientos; ¡no quiero dejar de hacer esto nunca! Quiero ser un cuidador fiel por el resto de mi vida. Veo a muchos médicos y enfermeras que sienten como yo, así como también a muchas otras personas, independientemente de su ocupación actual, que solo quieren servir a los demás durante el tiempo que puedan.

Ser cuidador se trata de dar con valentía, de no preocuparse por recibir para nosotros mismos. Por lo general, obtenemos una profunda satisfacción y alegría en el proceso, pero ese no es nuestro objetivo. Dar a los demás nos aleja del egoísmo y las preocupaciones y temores que resultan de nuestro enfoque interesado de la vida. Servir a otros nos hace personas más fuertes y fortalece nuestras relaciones con los demás.

A la inversa, si nos enfocamos en nuestras propias vidas, deseando que nos sirvan, levanten y consientan, terminamos enfocándonos en lo que otros pueden hacer para cuidarnos y satisfacer nuestras necesidades. Tenía una tía que permaneció en la cama hasta las diez de la mañana todos los días. Siempre quiso ser mimada y consentida. Sin embargo, nunca estuvo satisfecha con lo que otros hicieron por ella. Tenía el mejor esposo del mundo; él le dio todo lo que ella deseaba. Sin embargo, no creo que lo haya apreciado nunca. Terminó desperdiciando su vida y muriendo sin encontrar nunca la verdadera satisfacción y la hermosa sensación de disfrutar de una vida de servicio a los demás.

Por otro lado, está la historia de una pareja que se preferían el uno al otro por encima de sí mismos. Ellos cuentan esta historia acerca de cómo su amor mutuo encontró una solución a determinado asunto. Se trataba de sus preferencias matutinas para el café. Al marido le gustaba el café regular. A la mujer le gustaba el café con sabor. Durante su matrimonio, cuando el marido se despertaba primero, hacía café con sabor. Cuando la esposa se despertaba primero, hacía café regular. Este simple gesto de amor y cuidado tuvo un gran efecto en su relación amorosa.

No hay una mayor recompensa que puedas recibir de tu trabajo que la alegría que proviene del servicio y el cuidado amoroso. Cuando veo a mis pacientes, les agradezco que me hayan permitido ser su cuidador. No quiero ser solo su médico; deseo ser un servidor para ellos.

Cada uno de nosotros debe esforzarse por ser servidores agradecidos de los demás. Varios de nosotros en el Instituto de Cataratas y Láser de St. Luke nos hemos comprometido a recitar el capítulo trece de 1 Corintios cada día, al cual a menudo se llama el «capítulo del amor». Queremos enfocarnos en lo que resulta tan fácil pasar por alto en nuestra vida diaria: amar al Señor y amar a los demás. Lo que sigue es una paráfrasis de este capítulo, donde se sustituyen las palabras relacionadas con el amor por el término «cuidado», mostrando así el papel del amor práctico en su encuentro con el camino de la realidad:

> Si hablo en lenguas humanas y angelicales, pero no tengo el corazón de un cuidador, solo soy como metal que resuena o un platillo que hace ruido. Por lo tanto, si hablo de cosas que son importantes en la medicina, la teología y la ciencia, pero realmente no me importan las personas, estoy bastante vacío.
>
> Si tengo el don de profecía y puedo entender todos los misterios y poseo todo conocimiento, y si tengo una fe que puede mover montañas, pero no tengo el corazón de un cuidador, no soy nada. En otras palabras, puedo ser inteligente y bíblico, habiendo sido salvado por gracia a través de la fe, pero si no tengo el corazón de un cuidador, nada soy.
>
> Si reparto entre los pobres todo lo que poseo y entrego mi cuerpo para que lo consuman las llamas, pero no soy un cuidador, nada gano con eso. Puedo ser generoso con los otros y dar con sacrificio, pero a menos que mi corazón esté lleno de amor piadoso y me preocupe por los demás, he perdido mi ministerio en Cristo: que me enfoque en Él y, como resultado, sea un cuidador.
>
> El cuidado (es decir, proveer cuidados) es paciente (¡Cómo me gustaría que fuera más paciente!), el cuidado es bondadoso. El cuidado no envidia el cuidado de otra persona o algo más. La envidia y la codicia destruyen nuestra relación con Dios. Él está más satisfecho con nosotros cuando estamos más satisfechos con Él. El cuidado no se jacta de cuidar o cualquier otra cosa. Lo que venga, que venga... y se asume como un hecho. Los cuidadores se ocupan y asisten porque aman a Jesús. El cuidado no es orgulloso. El cuidado es humilde. El verdadero cuidador no se preocupa esperando el reconocimiento, sino debido a que su corazón ha cambiado para Cristo y se deleita en el ministerio de proveer cuidado.

El cuidado no se comporta con rudeza. No interrumpe. El cuidado no es egoísta. No se lleva a cabo debido a los beneficios que recibe el cuidador. Un cuidador no se enoja fácilmente. Un cuidador no guarda rencor. El cuidador se mantiene enfocado en la gracia, el amor y la persona de Dios, y como resultado se convierte en alguien que cuida de los demás.

Un cuidador no se deleita en la maldad, sino que se regocija con la verdad, que es el amor de Dios, su vida, su luz y su Hijo.

El cuidado todo lo disculpa, todo lo cree. Un cuidador siempre ve lo mejor de los demás y se puede confiar en él. Un cuidador siempre espera lo mejor y todo lo soporta con tal de proveer un buen cuidado. Por ejemplo, el buen samaritano (ver Lucas 10:25-37) dio libremente su tiempo y su dinero. Era más grande que el sacerdote y el levita, quienes estaban interesados en sus posiciones y no les importaban los demás.

El cuidado nunca falla. Sin embargo las profecías y la sabiduría, cesarán; las lenguas y las grandes oraciones y charlas, serán silenciadas; el gran conocimiento médico y teológico, desaparecerá. Porque conocemos de manera imperfecta, sabemos solo un poco acerca de lo que implica cuidar a los pacientes y otras personas, y suponemos lo que vendrá en el futuro, pero cuando llegue lo perfecto, cuando venga Cristo, lo imperfecto desaparecerá.

Cuando yo era niño, a lo largo de mi peregrinación en la tierra aprendiendo a ser un mejor cuidador, hablaba como niño, pensaba como niño, razonaba como niño. Cuando llegué a ser adulto, cuando fui realmente maduro, dejé atrás las cosas de niño (aunque los más cercanos a mí pueden no verlo a veces).

Ahora vemos de manera indirecta y velada, como en un espejo, las cosas que van a venir, pero entonces veremos al Señor cara a cara. Ahora conozco de manera imperfecta acerca de Dios y la teología de la Biblia, pero entonces conoceré plenamente, tal y como soy conocido. Como cristiano, busco la intimidad de Dios más que nada. Necesito la intimidad de Dios para ser un cuidador.

Ahora, pues, estas tres virtudes permanecen: la fe, la esperanza y el cuidado. Pero el más excelente de ellos es el cuidado. Nos cambia primero por dentro y luego por fuera. La fe obra a través del amor, y la esperanza resulta de este. El cuidado es el amor que mostramos a los demás en nuestras familias, nuestras relaciones sociales y nuestra profesión médica.

Que cada uno de nosotros siga el valiente modo de servicio a través de esta expresión práctica de amar a los demás. Cuidar es la máxima expresión de amor, aprecio y ánimo. Es el máximo resultado de la combinación del *storge* con las otras categorías del amor en nuestras vidas, cambiando nuestro enfoque de nosotros mismos a los demás, convirtiéndonos en cuidadores que hemos dejado a un lado nuestro egoísmo para llevar a cabo un servicio valiente. Cuando apreciamos a los demás lo suficiente como para servirles con genuino amor y cuidado, no tenemos tiempo para preocuparnos por nosotros mismos. Cuando nos enfocamos en las necesidades de los otros, nuestras propias necesidades y deseos egoístas se desvanecen. Cuando esto sucede, nuestros corazones pueden estar verdaderamente satisfechos en nuestra relación con Dios, quien promete satisfacer todas nuestras necesidades (Filipenses 4:19). Y entonces nos llenamos de la alegría de servir al pueblo de Dios como Él nos instruye.

A medida que aprendemos a confiar en la gracia presente y futura de Dios, nos transformamos por dentro y por fuera, y así nos preparamos para una vida de dicha por toda la eternidad con Él. Esta transformación fundamental de nuestra mentalidad para la vida nos permite apreciar a Dios por lo que realmente es: nuestro proveedor constante, nuestro agente de cambio, nuestro Señor y Redentor y nuestro amigo celestial. Amén.

PREGUNTAS DE DISCUSIÓN

1. Haga una lista de algunas maneras en que puede vivir una vida de fe valiente esta semana.

2. ¿Qué le impide dar valientemente de sí mismo?

3. Aplique *storge* a sus relaciones con los demás. ¿Cómo esto los cambia?

4. ¿Conoce a algunos cuidadores? Pregúnteles por qué sirven a los demás.

CAPÍTULO 11

CRECER EN NUESTRA
RELACIÓN CON DIOS

UANDO CADA UNO de nosotros cruza la línea, abandonando nuestra autopreservación y comprometiendo nuestra vida con la persona de Jesucristo, nos sumergimos en un proceso de transformación espiritual: del egoísmo al amor, de la preocupación y el miedo a la fe, de enfocarnos en nosotros mismos a servir a los demás. No siempre tenemos un progreso claro y constante en este viaje hacia una relación más profunda con Dios. A veces damos dos pasos hacia adelante y tres hacia atrás. Siempre esperamos que los tres pasos hacia atrás sean pequeños y que haya más pasos hacia adelante en general. No obstante, debemos continuar con nuestra determinación de superar todos los desafíos que la vida nos presenta a medida que crecemos en nuestra intimidad con Cristo.

Nunca debemos vacilar en nuestro compromiso con su proceso de transformación. Pocas cosas se logran de inmediato. Nadie puede decidir un día que correrá un maratón al siguiente. Primero debe entrenar diligentemente durante meses. Lo mismo ocurre con nuestra transformación espiritual. No podemos ser transformados en un día. Sin embargo, vivimos una vida de fe valiente al comprometernos con el proceso todos los días.

La vida es muy parecida a la octava ronda de una pelea de diez asaltos. Tenemos que seguir levantándonos y volviendo al cuadrilátero, aunque hemos sufrido allí un golpe tras otro. A lo mejor recibimos golpes fuertes en el pasado, incluso quizás fuimos derribados por los acontecimientos. No obstante, tenemos que levantarnos cada mañana decididos a seguir adelante. Y debemos dejar que esa persistencia se extienda a lo largo del día, todos los días, manteniendo nuestro enfoque en Dios a pesar de todos los contratiempos y decepciones que enfrentamos en el mundo.

Todos tenemos momentos en nuestra vida en los que nos sentimos animados y momentos en los que nos sentimos deprimidos. Sin embargo, no debemos permitir que nuestra paz interior sea destruida por las circunstancias y los acontecimientos externos. En esos tiempos difíciles aún tenemos que estar llenos de gratitud mientras descansamos en la maravillosa redención de nuestro Señor. El tiempo pasado en su presencia, disfrutando de su amor y recibiendo la reafirmación de su Palabra como hijos de Dios, fortalecerá nuestra fe y nos llevará a buscar una relación con Él a toda costa.

Cuando aceptamos el llamado de Dios para ser sus hijos, nos comprometemos a edificar una relación íntima y personal con la persona de Jesucristo. Crecer en la relación con Dios implica recibir una nueva revelación de quién es Él y descubrir su propósito para la vida. Nuestra alabanza y acción de gracias dirigidas a Él nos mantienen fuertes en los altibajos de la vida a medida que la gracia de Dios nos transforma continuamente hasta alcanzar su carácter, su amor *ágape*. Como creyentes, todos estamos pasando por este proceso de transformación, de enfocarnos en Dios y no en nosotros mismos. La lucha contra el egoísmo y la preocupación es continua. Y podemos animarnos unos a otros al enfrentar situaciones en la vida que se convierten en catalizadores para nuestro crecimiento en nuestra relación con Dios.

Dios se les ha estado revelando con mayor profundidad a todos los que se enfocan en Él a lo largo de la historia. Los santos del Antiguo Testamento tuvieron una revelación de Dios a través de su interacción con Él. Enoc, Noé, Abraham, Moisés y otros experimentaron a Dios de diferentes maneras. Sus vidas nos enseñan quién es Dios y cómo Él desea interactuar con su creación: la humanidad. Luego, cuando vino Cristo, enseñó que su misión era revelarnos el corazón del Padre (véase Juan 14:1-10) y dar su vida en rescate por nuestro pecado. Cristo es la revelación más perfecta del amor ágape de Dios en la tierra.

Es interesante leer en Hebreos 1:1-2 que Dios hizo el universo a través de Cristo. En un sentido real, los descubrimientos fenomenales que la ciencia está haciendo con respecto a las maravillas del universo están revelándoles el poder y el amor de Dios a nuestra generación de maneras que nunca antes se habían conocido. El Dr. Richard A. Swenson, autor de *More Than Meets the Eye*, observa con astucia que «las personas que vivían en la época de Cristo disfrutaban de un privilegio especial: miraron a Dios a los ojos» en la persona de Jesús. «Aunque no tenemos esa proximidad física con Jesús, poseemos una ventaja de la que carecían las personas de antes»: la revelación del poder, la grandeza y el amor de Dios a través de los nuevos descubrimientos hechos por la ciencia. Podemos crecer continuamente en nuestra admiración y adoración a Dios al considerar estos descubrimientos de la maravilla del universo que Él hizo. Swenson admite que «la ciencia difícilmente se compara con la presencia física de Jesús o la verdad revelada de las Escrituras». Sin embargo, sería prudente no subestimar su poder para crear un profundo aprecio en nuestros corazones por nuestro Creador. La ciencia «nos proporciona una ventaja en la perspectiva espiritual que las generaciones anteriores apenas podían imaginar. Las personas de fe a menudo tienden a sentirse intimidadas por la ciencia o incluso a temerle. No obstante, mi sentimiento es bastante diferente».[1]

El conocimiento de nuestro Creador que la ciencia nos está proporcionando resulta emocionante. «La verdadera ciencia es amiga de la Verdad [...] Sin embargo, la ciencia veraz siempre nos dice mucho sobre el poder, la precisión, el diseño y la soberanía de Dios, detalles que no aprendemos en ningún otro lugar».[2] Swenson concluye: «Dios nos ha dado el privilegio de vivir en una época en que se están descubriendo grandes misterios del universo y la humanidad. Ninguna era anterior conoció la mecánica cuántica, la relatividad, las partículas subatómicas, las supernovas, los fotones intemporales o el ADN. Todos ellos revelan el genio impresionante de un Dios que llamó a la existencia a un universo tiempo-espacio-materia-luz, lo equilibró con requisitos de precisión imposibles y luego lo dotó de vida [...] La ciencia es una amiga íntima de la teología de la soberanía de Dios. Ninguno de estos hallazgos se entendió en detalle hasta que la ciencia los descubrió. Cuando la ciencia excava, la fe crece correctamente».[3]

En todas las formas en que nuestra relación con Dios crece —mediante el estudio de su Palabra, la oración, la adoración, el compañerismo con otros creyentes y al aprender a apreciar la grandeza de Dios en toda la creación— estamos siendo transformados a la imagen de Cristo como hijos de Dios que viven en su reino.

Nunca debemos decir que hemos alcanzado la transformación completa de nuestro carácter mientras vivimos en la tierra. Nuestra relación con Dios no se perfecciona hasta que nos unamos a Él en el cielo. Nuestra salvación no nos hace perfectos, pero cambia nuestro enfoque y llena nuestros corazones de amor por Dios y amor por los demás. Las preocupaciones y los engaños de este mundo pueden deslizarse fácilmente hasta todos nosotros casi de manera inconsciente. Todavía estamos bombardeados por el clamor del mundo y sus mentiras y propósitos. Nadie es perfecto. Como dice la placa de los autos: «Estoy mejorando a través de Cristo». En el mejor de los casos, somos creyentes en un estado de arrepentimiento que aprendemos a apartar nuestro enfoque del mundo y nuestros propios objetivos y lo colocamos en el amor eterno de Dios y sus propósitos para nuestras vidas. Nuestra vida cristiana es un proceso constante de enfoque y reorientación en los valores eternos. ¡Alabado sea Dios, cuya gracia nos devuelve a Él de cada «desvío» en su infinito amor y bondad!

También tenemos un arma secreta que mantiene nuestra fe fuerte: el conocimiento de que ya tenemos la victoria definitiva, porque hemos leído la última página del Libro y ganamos. Creemos en Dios y su gracia presente y futura, y que es el triunfo de Cristo sobre el pecado y la muerte lo que nos ha dado esta victoria máxima. (Véase Juan 16:33). El mundo puede lanzarnos todo lo que quiera; tenemos al mejor socio de nuestra parte. Tenemos una relación íntima y personal con el Rey de reyes y el Señor de los señores. ¡Tenemos la victoria sobre el mundo a través de Jesucristo!

ABRAZAR UNA PERSPECTIVA ETERNA

Entonces, con la gran victoria que es nuestra en Cristo Jesús, ¿por qué todavía nos olvidamos de estar agradecidos? ¿Por qué no podemos vencer la preocupación? ¿Por qué el miedo nos sobrecoge tan fácilmente? Creo que la respuesta radica en el hecho de que nos desviamos con facilidad de nuestro enfoque en Dios, ya que seguimos buscando la satisfacción en otras áreas. Ese enfoque mundano permite que nuestra mente se llene de actitudes, metas y perspectivas mundanas en lugar de llenarse de la perspectiva y los valores eternos de Dios. Cuando esto sucede, nuestro aprecio por Dios flaquea, porque hemos perdido de vista su gran fidelidad y su soberano señorío sobre nuestra vida. A medida que nuestro aprecio disminuye, nuestra alabanza y adoración se dilatan, lo que mantiene a nuestro corazón lejos de donde anhela estar, descansando en su presencia. Es entonces cuando debemos avivar nuestra fe valiente al regresar a su presencia, esperando que Él nos asegure su gran amor.

No hay duda de que nuestra satisfacción y paz mayores se encuentran en lo invisible y lo eterno a través de nuestra relación con Dios. Sin embargo, a veces resulta difícil mantener una fe y una confianza profundas, por lo que sacrificamos lo invisible y lo eterno por las actividades temporales y relativamente sin valor del presente. Mantener una fe profunda viola nuestra forma de pensar normal y humana: querer ser independientes y autosuficientes, deseando cuidar de nosotros mismos. Solo cuando determinemos esperar en Dios, venceremos nuestras tendencias naturales a la independencia.

Recuerde, Dios no solo creó al mundo y lo puso en movimiento y luego se alejó. Él estuvo íntimamente involucrado en la creación de cada uno de nosotros. Eso significa que tiene un conocimiento insuperable de nosotros y participa íntimamente en nuestra transformación. En su carta a los filipenses, Pablo enseña que «el que comenzó tan buena obra en ustedes la irá perfeccionando hasta el día de Cristo Jesús» (Filipenses 1:6). Dios comenzó una «buena obra» en nosotros. Él ha comenzado el proceso, y lo llevará a cabo hasta su finalización.

En Hebreos 12:1, el autor compara este proceso de transformación con correr una carrera. «Corramos con perseverancia la carrera que tenemos por delante». De la misma manera que un corredor se prepara para las diversas condiciones posibles en una carrera, Dios quiere que estemos preparados para los duros obstáculos que el mundo lanza a nuestro camino. Él desea que estemos listos para las ocasiones en que enfrentamos dificultades, desafíos de la vida que nos amenazan con la preocupación y el miedo, o que deseamos los placeres temporales del mundo. Debemos comprometernos continuamente con Él y su régimen de entrenamiento empleando toda nuestra mente, corazón y cuerpo. Esa capacitación transformadora implica nuestro compromiso a ser *fieles, fervientes* y *enfocados.*

FIELES

El libro de Apocalipsis declara que uno de los nombres de Cristo es «Fiel y Verdadero» (Apocalipsis 19:11). Para los creyentes, ser fiel significa estar alineado con Cristo; teniendo fe no en nosotros mismos, sino en Dios. La fe es la esencia de toda nuestra fortaleza en Dios. Nuestra fe se basa en lo que sabemos. Sabemos que tenemos un Creador, y por la Palabra de Dios sabemos que tenemos un Redentor. Estamos satisfechos con todo lo que Dios es para nosotros en Jesús. En la fe nos esforzamos por conocerlo en espíritu y evidenciarlo en nuestras acciones. Buscamos tener la mente de Cristo, en lugar de aferrarnos a nuestras mentes rebeldes y mundanas.

> Lo he perdido todo a fin de conocer a Cristo, experimentar el poder que se manifestó en su resurrección.
>
> —Filipenses 3:10

En este pasaje en Filipenses, Pablo habla de «conocer» en un nivel íntimo. Por ejemplo, en un matrimonio las parejas se «conocen» a través de la intimidad física, emocional e intelectual.

En ese mismo tipo de unión con Jesucristo, todo se encuentra en Él y toda nuestra vida está comprometida con Él. Estamos con Cristo en nuestra vigilia y nuestro sueño. Nuestras vidas son vividas en oración y petición; lo miramos a Él y no a nosotros mismos. En realidad, nuestra primera petición deberías ser que nos volvamos íntimos con Él para que al vivir en su presencia busquemos constantemente su guía, su sabiduría, su conocimiento y su fuerza. Sabemos que Él es real y relevante. Conocemos su poder y dirección en nuestras vidas. Sabemos que Él nos sostiene. Lo conocemos como «fiel y verdadero».

Conocerlo viene a través de vivir en la Palabra de Dios, la Biblia. Tenemos que permanecer con Dios en la Palabra a través del poder del Espíritu Santo para crecer espiritualmente y llevar a cabo su obra. Cuando la Palabra de Dios mora en nosotros abundantemente, el Espíritu toma esa Palabra y la hace parte de nosotros, transformando nuestras mentes a medida que moldea nuestros deseos, nuestro enfoque y nuestras inclinaciones.

Lo animo a que memorice las Escrituras y luego las use en su vida y sus oraciones. Cuando nos llenamos de la Palabra de Dios, meditando en las Escrituras cada día y buscando al Señor a través de su Palabra, Él nos da una mentalidad de paz. Con la Palabra en nosotros, nuestras oraciones se vuelven más enfocadas. Podemos orar la Palabra al Señor, insertando nuestros nombres a medida que el Espíritu nos guía. El poder de la Palabra viva de Dios en nosotros nos permite plantar nuestros pies firmemente en la tierra y apoyarnos en sus afirmaciones que han sido escritas sobre nosotros como sus hijos.

> Al de carácter firme lo guardarás en perfecta paz, porque en ti confía.
>
> —Isaías 26:3

En este versículo, Isaías estaba insinuando que sintió paz cuando escuchó la Palabra de Dios y confió en ella, en lugar de confiar en su propia inteligencia. Esto no fue una hazaña pequeña. Isaías pudo haber sido uno de los hombres más inteligentes del Antiguo Testamento. Es posible que le haya costado mucho esfuerzo, voluntad y compromiso confiar en Dios primero, en vez de en su propio intelecto. La fidelidad de Isaías fue esencial para su transformación.

Si queremos tener una paz perfecta, nuestras mentes deben estar fijas en Dios y su reino, no en el mundo. Dedicar tiempo todos los días a leer la Biblia nos ayuda a hacer esto. Somos la tierra en la que el Espíritu Santo de Dios sembrará su Palabra. Una de las mejores maneras de llevar la Palabra de Dios a cada parte de nuestra vida es memorizando los versículos. En realidad, es sabio conocer y memorizar las Escrituras.

A menudo simplemente he leído las Escrituras sin percibir o recibir su significado y verdad. Por el contrario, puedo meditar durante días y días, años y años, en una sola palabra de la Biblia. Debemos meditar verdaderamente en la Palabra y hacer que la misma dicte los pensamientos de nuestros corazones para que cada palabra de Dios sembrada en nosotros proporcione un rendimiento cien veces mayor.

Dios desea que sigamos las instrucciones que nos da en las Escrituras como una forma de vida. Al hacerlo, su reino avanza a través de nosotros. Esto significa que cada día debemos proclamar la Palabra de Dios, la verdad de Dios. Debemos orarla, declararla, creerla y vivirla. Esa es la única manera de ser fiel. ¡Sin embargo, siempre somos conscientes de que nuestra confianza está en su fidelidad, no en la nuestra! Dios es fiel y confiar en Él nos anima a ser fieles.

FERVIENTE

La fe alimenta y a la vez se fortalece con nuestra pasión —deseo ferviente y anhelo interior— por la intimidad con Dios. Debemos tener el deseo de estar enfocados y alineados con Cristo de una manera que realmente nos haga querer ser sanados de todos los males del mundo. Ese deseo incluye librarse de la preocupación y vivir en un frenesí de gratitud. Se trata de un clamor apasionado de enfocarse en el Señor.

> Cual ciervo jadeante en busca del agua, así te busca, oh Dios, todo mi ser. Tengo sed de Dios, del Dios de la vida.
>
> —Salmos 42:1-2

Somos llamados a rendirnos a Dios no por obligación, sino por amor, un amor ferviente que brota del conocimiento de su gran amor por nosotros por medio de Jesucristo. Cuando lo amamos, lo acogemos con todo nuestro ser, y buscamos su presencia en nuestra vida a través de una relación íntima, la gracia de Dios nos hace cada vez más parecidos a Jesucristo. A medida que nos conformamos cada vez más a la imagen de su Hijo, nuestros deseos ceden a los suyos.

Debemos desear fervientemente ser transformados; debemos desear fervientemente ser más semejantes a Cristo. No podemos solo saber con nuestra mente quién es Cristo y de qué manera ser como Él. Debemos tener un deseo ferviente en nuestros corazones de ser *como* Él. Es el fervor lo que nos transforma. Como amamos a Dios y estamos enamorados de Él, nos sentimos abrumados por la gratitud y la alegría.

> Canten y alaben al Señor con el corazón, dando siempre gracias a Dios el Padre por todo, en el nombre de nuestro Señor Jesucristo.
>
> —Efesios 5:19-20

Si todo lo que deseamos son las cosas de este mundo, fracasaremos. Seremos víctimas del egoísmo, de nuestros espíritus independientes. Es nuestra pasión por el Dios vivo lo que nos mantiene cerca de Él. Cuando el amor está presente en un matrimonio, es mucho más fácil mantener la relación en el camino correcto. Cuando encontramos el amor en nuestra relación con Dios, es más fácil acercarse a Él. Somos levantados de esta tierra y liberados de las preocupaciones de este mundo hasta que nos veamos envueltos en su presencia mientras permanecemos firmes en sus promesas.

ENFOCADO

Para ser transformados, para llegar a ser como Cristo, debemos estar enfocados en Él, rehusándonos a distraernos, sin mirar nunca hacia atrás ni a la izquierda o la derecha. Nuestro enfoque debe estar solo en Cristo si queremos ser transformados. Tengo un primo que es muy brillante. Siempre tuvo mucho éxito en la escuela, incluso en la facultad de medicina. Una vez me dijo que el secreto de la escuela de medicina para él no estaba en su inteligencia. Radicaba en su diligencia. Él dijo: «¿Sabes algo? La diferencia entre los que lo lograron y los que no lo lograron la determinó la diligencia. Los que fracasaron eran desertores; no se dedicaban lo suficiente a seguir adelante».

La persistencia es crucial para el éxito. Satanás lo sabe. Es por eso que él trabaja arduamente para desviarnos del camino, para apartarnos de la senda que Dios tiene para nosotros. Si él puede reemplazar la humildad con orgullo, nos tiene atrapados. A él le encantaría que empezáramos a sentirnos orgullosos de lo bien que lo estamos haciendo en nuestras relaciones con Dios, que pensáramos que tenemos suficiente pasión y fe para salir adelante. Le encantaría que pensáramos que está bien que nos quedemos donde estamos, que no necesitamos seguir creciendo. En realidad, le encantaría que, debido a que lo estamos haciendo tan bien, empezáramos a pensar que no necesitamos tanto a Dios. Cuando eso sucede, empezamos a deslizarnos de nuevo hacia nuestra naturaleza independiente y egoísta, comparándonos con los demás, preocupándonos por si tenemos todo lo que necesitamos. Apartamos nuestros ojos de Dios y empezamos a notar las cosas del mundo.

El proceso de transformación requiere persistencia. Nos llama a ser tenaces en nuestra fe, tenaces en nuestro deseo y tenaces en nuestra determinación de que nada pueda apartarnos de nuestro enfoque en Dios, que nos ama. Él es fiel en su provisión para nosotros y nada puede separarnos de su amor. No hay otra manera de responderle que con la misma determinación, basada en el amor, la alegría y la gratitud. Una perspectiva piadosa de la vida en todo momento es lo que nos dará esa clase de determinación. La perspectiva de Dios nos ayuda a apreciar la vida de Aquel que mora en nosotros. Cuando se compara con los placeres y posesiones temporales de esta vida, nuestra perspectiva eterna es, en última instancia, más valiosa. Evita que nos desanimemos incluso en los momentos difíciles de la vida.

Ninguno de nosotros debería darse por vencido. Nunca deberíamos decir que hemos logrado una transformación perfecta. Es por la gracia de Dios que nos acercamos más a Él por medio de su

Hijo, Jesucristo. La forma final del reino de Dios está ante nosotros. Mientras lo esperamos, trabajamos para Él, vivimos con Jesús en nuestros corazones y veremos lo que Dios hace a través de nosotros cuando avanzamos con fe.

Cuando alejamos todo nuestro ser de la preocupación, cuando confiamos en la gracia de Dios y nos deshacemos de todas las distracciones del mundo, cuando vivimos en un frenesí de gratitud, estamos envueltos en una nube de exuberancia que trasciende este mundo. Este proceso de transformación nos mantiene enfocados, para que cuando finalmente seamos trasladados a la presencia de Dios en el cielo, encontremos nuestra exuberancia inmensamente multiplicada.

PREGUNTAS DE 🌿 DISCUSIÓN

1. ¿Se preocupa usted más o menos que cuando era más joven? ¿Se preocupa por las mismas cosas?

_____

_____

_____

2. Haga una lista de algunas maneras en que puede poner en práctica ser fiel a Cristo esta semana.

_____

_____

_____

3. ¿Cómo puede crecer personalmente en su relación con Dios? ¿Cómo siente pasión por la presencia de Dios?

_____

_____

_____

4. ¿Qué obstáculos le impiden enfocarse en el Señor? Describa algunas formas en que puede superarlos esta semana.

_____

_____

_____

CÓMO PONER LAS
PROMESAS EN ACCIÓN

¿ESTÁ USTED PREOCUPADO por una relación o circunstancia específica? Este apéndice contiene algunos versículos bíblicos clave que puede usar para combatir la preocupación y el miedo. Estos versículos son las promesas de Dios a los creyentes de que Él está con nosotros y será nuestro apoyo y fortaleza. Léalos. Créalos. ¡Permita que su Palabra se convierta en el fundamento de sus luchas!

¿Está preocupado, ansioso, asustado o intranquilo? Dios le dará paz.

En mi angustia invoqué al SEÑOR; clamé a mi Dios, y él me escuchó desde su templo; ¡mi clamor llegó a sus oídos! [...] Me sacó a un amplio espacio; me libró porque se agradó de mí.
—SALMOS 18:6, 19

Dios es nuestro amparo y nuestra fortaleza, nuestra ayuda segura en momentos de angustia. Por eso, no temeremos aunque se desmorone la tierra y las montañas se hundan en el fondo del mar.
—SALMOS 46:1-2

Cuando siento miedo, pongo en ti mi confianza. Confío en Dios y alabo su palabra; confío en Dios y no siento miedo. ¿Qué puede hacerme un simple mortal?
—SALMOS 56:3-4

Al de carácter firme lo guardarás en perfecta paz, porque en ti confía.
—ISAÍAS 26:3

No se angustien. Confíen en Dios, y confíen también en mí [...] La paz les dejo; mi paz les doy. Yo no se la doy a ustedes como la da el mundo. No se angustien ni se acobarden.

—Juan 14:1, 27

Yo les he dicho estas cosas para que en mí hallen paz. En este mundo afrontarán aflicciones, pero ¡anímense! Yo he vencido al mundo.

—Juan 16:33

No se inquieten por nada; más bien, en toda ocasión, con oración y ruego, presenten sus peticiones a Dios y denle gracias. Y la paz de Dios, que sobrepasa todo entendimiento, cuidará sus corazones y sus pensamientos en Cristo Jesús.

—Filipenses 4:6-7

¿Le preocupa el futuro? Dios lo guiará.

Él dirige en la justicia a los humildes, y les enseña su camino.

—Salmos 25:9

Yo te instruiré, yo te mostraré el camino que debes seguir; yo te daré consejos y velaré por ti.

—Salmos 32:8

El Señor afirma los pasos del hombre cuando le agrada su modo de vivir; podrá tropezar, pero no caerá, porque el Señor lo sostiene de la mano.

—Salmos 37:23-24

Confía en el Señor de todo corazón, y no en tu propia inteligencia. Reconócelo en todos tus caminos, y él allanará tus sendas.

—Proverbios 3:5-6

Pon en manos del Señor todas tus obras, y tus proyectos se cumplirán.

—Proverbios 16:3

Así que no temas, porque yo estoy contigo; no te angusties, porque yo soy tu Dios. Te fortaleceré y te ayudaré; te sostendré con mi diestra victoriosa.

—Isaías 41:10

Porque yo sé muy bien los planes que tengo para ustedes —
afirma el Señor—, planes de bienestar y no de calamidad, a
fin de darles un futuro y una esperanza.

—Jeremías 29:11

Si a alguno de ustedes le falta sabiduría, pídasela a Dios, y él
se la dará, pues Dios da a todos generosamente sin menos-
preciar a nadie.

—Santiago 1:5

¿Tiene miedo de sentirse solo? Dios nunca lo abandonará.

Sean fuertes y valientes. No teman ni se asusten ante esas
naciones, pues el Señor su Dios siempre los acompañará;
nunca los dejará ni los abandonará.

—Deuteronomio 31:6

Llamarás, y el Señor responderá; pedirás ayuda, y él dirá:
«¡Aquí estoy!».

—Isaías 58:9

El Señor tu Dios está en medio de ti como guerrero victo-
rioso. Se deleitará en ti con gozo, te renovará con su amor, se
alegrará por ti con cantos.

—Sofonías 3:17

No los voy a dejar huérfanos; volveré a ustedes.

—Juan 14:18

¿Le preocupa que nadie lo ame? Dios lo ama.

Porque tanto amó Dios al mundo que dio a su Hijo unigénito, para que todo el que cree en él no se pierda, sino que
tenga vida eterna.

—Juan 3:16

Pues estoy convencido de que ni la muerte ni la vida, ni los
ángeles ni los demonios, ni lo presente ni lo por venir, ni los
poderes, ni lo alto ni lo profundo, ni cosa alguna en toda la
creación podrá apartarnos del amor que Dios nos ha mani-
festado en Cristo Jesús nuestro Señor.

—Romanos 8:38-39

En esto conocemos lo que es el amor: en que Jesucristo entregó su vida por nosotros. Así también nosotros debemos entregar la vida por nuestros hermanos.

—1 Juan 3:16

En esto consiste el amor: no en que nosotros hayamos amado a Dios, sino en que él nos amó y envió a su Hijo para que fuera ofrecido como sacrificio por el perdón de nuestros pecados.

—1 Juan 4:10

¿Le preocupa que Dios nunca pueda perdonar sus pecados? La salvación de Dios borra todos los pecados y la culpa.

Tan lejos de nosotros echó nuestras transgresiones como lejos del oriente está el occidente.

—Salmos 103:12

Si confesamos nuestros pecados, Dios, que es fiel y justo, nos los perdonará y nos limpiará de toda maldad.

—1 Juan 1:9

¿Se siente deprimido? Dios lo consolará.

El Señor está cerca de los quebrantados de corazón, y salva a los de espíritu abatido.

—Salmos 34:18

¿Por qué voy a inquietarme? ¿Por qué me voy a angustiar? En Dios pondré mi esperanza, y todavía lo alabaré. ¡Él es mi Salvador y mi Dios!

—Salmos 42:11

¿Está preocupado porque enfrenta oposición? Dios está con usted.

Si Dios está de nuestra parte, ¿quién puede estar en contra nuestra?

—Romanos 8:31

¿Está preocupado por las necesidades físicas? Dios proveerá.

Por eso les digo: No se preocupen por su vida, qué comerán o beberán; ni por su cuerpo, cómo se vestirán. ¿No tiene la vida más valor que la comida, y el cuerpo más que la ropa? Fíjense en las aves del cielo: no siembran ni cosechan ni almacenan en graneros; sin embargo, el Padre celestial las alimenta. ¿No valen ustedes mucho más que ellas? ¿Quién de ustedes, por mucho que se preocupe, puede añadir una sola hora al curso de su vida?

¿Y por qué se preocupan por la ropa? Observen cómo crecen los lirios del campo. No trabajan ni hilan; sin embargo, les digo que ni siquiera Salomón, con todo su esplendor, se vestía como uno de ellos. Si así viste Dios a la hierba que hoy está en el campo y mañana es arrojada al horno, ¿no hará mucho más por ustedes, gente de poca fe? Así que no se preocupen diciendo: «¿Qué comeremos?» o «¿Qué beberemos?» o «¿Con qué nos vestiremos?» Los paganos andan tras todas estas cosas, pero el Padre celestial sabe que ustedes las necesitan. Más bien, busquen primeramente el reino de Dios y su justicia, y todas estas cosas les serán añadidas. Por lo tanto, no se angustien por el mañana, el cual tendrá sus propios afanes. Cada día tiene ya sus problemas.

—Mateo 6:25-34

Pues si ustedes, aun siendo malos, saben dar cosas buenas a sus hijos, ¡cuánto más su Padre que está en el cielo dará cosas buenas a los que le pidan!

—Mateo 7:11

¿No se venden cinco gorriones por dos monedritas? Sin embargo, Dios no se olvida de ninguno de ellos. Así mismo sucede con ustedes: aun los cabellos de su cabeza están contados. No tengan miedo; ustedes valen más que muchos gorriones.

—Lucas 12:6-7

El que no escatimó ni a su propio Hijo, sino que lo entregó por todos nosotros, ¿cómo no habrá de darnos generosamente, junto con él, todas las cosas?

—Romanos 8:32

Y Dios puede hacer que toda gracia abunde para ustedes, de manera que siempre, en toda circunstancia, tengan todo lo necesario, y toda buena obra abunde en ustedes.

—2 Corintios 9:8

Así que mi Dios les proveerá de todo lo que necesiten, conforme a las gloriosas riquezas que tiene en Cristo Jesús.

—Filipenses 4:19

¿Se preocupa por su seguridad? Dios lo protegerá.

En paz me acuesto y me duermo, porque solo tú, Señor, me haces vivir confiado.

—Salmos 4:8

El Señor te protegerá; de todo mal protegerá tu vida. El Señor te cuidará en el hogar y en el camino, desde ahora y para siempre.

—Salmos 121:7-8

¿Se preocupa tanto que no puede dormir? Dios aliviará sus miedos.

Yo me acuesto, me duermo y vuelvo a despertar, porque el Señor me sostiene.

—Salmos 3:5

En paz me acuesto y me duermo, porque solo tú, Señor, me haces vivir confiado.

—Salmos 4:8

Al acostarte, no tendrás temor alguno; te acostarás y dormirás tranquilo.

—Proverbios 3:24

¿Está preocupado por su apariencia? Dios mira su corazón.

Pero el Señor le dijo a Samuel:
—No te dejes impresionar por su apariencia ni por su estatura, pues yo lo he rechazado. La gente se fija en las apariencias, pero yo me fijo en el corazón.

—1 Samuel 16:7

Dios hizo todo hermoso en su momento, y puso en la mente humana el sentido del tiempo, aun cuando el hombre no alcanza a comprender la obra que Dios realiza de principio a fin.

—Eclesiastés 3:11

¿Está preocupado por su salud? Dios le dará fuerza.

Muchas son las angustias del justo, pero el Señor lo librará de todas ellas.

—Salmos 34:19

El Señor te guiará siempre; te saciará en tierras resecas, y fortalecerá tus huesos.

—Isaías 58:11

Pero yo te restauraré y sanaré tus heridas —afirma el Señor— porque te han llamado la Desechada, la pobre Sión, la que a nadie le importa.

—Jeremías 30:17

¿Está enfermo alguno de ustedes? Haga llamar a los ancianos de la iglesia para que oren por él y lo unjan con aceite en el nombre del Señor. La oración de fe sanará al enfermo y el Señor lo levantará. Y, si ha pecado, su pecado se le perdonará.

—Santiago 5:14-15

¿Le preocupa envejecer? Dios permanecerá con usted.

Como palmeras florecen los justos; como cedros del Líbano crecen. Plantados en la casa del Señor, florecen en los atrios de nuestro Dios. Aun en su vejez, darán fruto; siempre estarán vigorosos y lozanos.

—Salmos 92:12-14

Aun en la vejez, cuando ya peinen canas, yo seré el mismo, yo los sostendré.

—Isaías 46:4

¿Le preocupa morir? Dios ofrece la vida eterna.

Aun si voy por valles tenebrosos, no temo peligro alguno porque tú estás a mi lado; tu vara de pastor me reconforta.

—Salmos 23:4

Porque tanto amó Dios al mundo que dio a su Hijo unigénito, para que todo el que cree en él no se pierda, sino que tenga vida eterna.

—Juan 3:16

Yo les doy vida eterna, y nunca perecerán, ni nadie podrá arrebatármelas de la mano.

—Juan 10:28

«¿Dónde está, oh muerte, tu victoria? ¿Dónde está, oh muerte, tu aguijón?» [...] ¡Pero gracias a Dios, que nos da la victoria por medio de nuestro Señor Jesucristo!

—1 Corintios 15:55, 57

Por tanto, ya que ellos son de carne y hueso, él también compartió esa naturaleza humana para anular, mediante la muerte, al que tiene el dominio de la muerte —es decir, al diablo—, y librar a todos los que por temor a la muerte estaban sometidos a esclavitud durante toda la vida.

—Hebreos 2:14-15

NOTAS

Introducción

1. *Merriam-Webster*, s.v. «appreciate» [apreciar], consultado el 6 de marzo de 2019, https://www.merriam-webster.com/dictionary/appreciate.

Capítulo 1

1. Charles Horace Mayo, *Aphorisms of Dr. Charles Horace Mayo, 1865-1939, and Dr. William James Mayo, 1861-1939* (Springfield, IL: Charles C. Thomas, 1951).

2. James P. Gills, *God's Prescription for Healing* (Lake Mary, FL: Siloam, 2004), p. 120. Recurso adicional: J. T. y Ruth Seamands, *Engineered for Glory* (Wilmore, KY: Francis Asbury Society, 1984).

Capítulo 2

1. Ellen Vaughn, *Radical Gratitude* (Grand Rapids, MI: Zondervan, 2005), p. 140.

2. Vaughn, *Radical Gratitude*, p. 138.

Capítulo 3

1. Richard Swenson, *More Than Meets the Eye*, presentación en DVD (Bristol, TN: Christian Medical and Dental Associations, 2005), www.cmda.org.

2. Swenson, *More Than Meets the Eye*.

3. Swenson, *More Than Meets the Eye*.

4. Isaac Asimov, «In the Game of Energy and Thermodynamics You Can't Even Break Even», *Smithsonian Institute Journal* (junio de 1970), p. 10.

5. «Human Brain Can Store 4.7 Billion Books—Ten Times More Than Originally Thought», *Telegraph*, 21 de enero de 2016, https://www.telegraph.co.uk/news/science/science-news/12114150/Human-brain-can-store-4.7-billion-books-ten-times-more-than-originally-thought.html?utm_source=dlvr.it&utm_medium=twitter.

6. «The Thermodynamics of Brains and Computers», Departamento de Física de Duke, consultado el 11 de marzo de 2019, http://webhome.phy.duke.edu/~hsg/363/table-images/brain-vs-computer.html.
7. Carl Zimmer, «How Many Cells Are in Your Body?», *National Geographic*, 23 de octubre de 2013, https://www.nationalgeographic.com/science/phenomena/2013/10/23/how-many-cells-are-in-your-body/.
8. Swenson, *More Than Meets the Eye*.
9. Swenson, *More Than Meets the Eye*.
10. Swenson, *More Than Meets the Eye*.
11. *Westminster Shorter Catechism* 1, http://www.westminsterconfession.org/confessional-standards/the-westminster-shorter-catechism.php.

Capítulo 4

1. Gills, *God's Prescription for Healing*.
2. Gills, *God's Prescription for Healing*.
3. Gills, *God's Prescription for Healing*.
4. Gills, *God's Prescription for Healing*.
5. Mark Twain, *Pudd'nhead Wilson* (Mineola, NY: Dover Publications, 1999), 60.
6. David Jeremiah, *Slaying the Giants in Your Life* (Nashville: Thomas Nelson, 2001), p. 4, https://books.google.com/books?id=RqcVPHpPheQC&pg.
7. Brother Lawrence, *The Practice of the Presence of God and the Spiritual Maxims* (Mineola, NY: Dover Publications, 2005), https://books.google.com/books?id=ZBwHwCVtQfsC&.
8. Lawrence, *The Practice of the Presence of God and the Spiritual Maxims*.
9. Gills, *God's Prescription for Healing*.
10. Gills, *God's Prescription for Healing*.
11. Gills, *God's Prescription for Healing*.

Capítulo 5

1. *The American Heritage Dictionary of the English Language*, tercera edición (Boston: Houghton Mifflin Company, 1992).
2. Martín Lutero, *Three Treatises* (Philadelphia: Fortress Press, 1960).

3. Eberhard Bethge, *Dietrich Bonhoeffer* (New York: Harper and Row, 1970).

Capítulo 6

1. «Barbara W. Tuchman Quotes», BrainyQuote, consultado el 11 de marzo de 2019, https://www.brainyquote.com/quotes/barbara_w_tuchman_134575.

Capítulo 7

1. «Mother Teresa Quotes», BrainyQuote, consultado el 12 de marzo de 2019, https://www.brainyquote.com/quotes/mother_teresa_131834.
2. «Blaise Pascal Quotes», Goodreads, consultado el 12 de marzo de 2019, https://www.goodreads.com/quotes/801132-there-is-a-god-shaped-vacuum-in-the-heart-of-each.

Capítulo 8

1. Swenson, *More Than Meets the Eye*, p. 115. [Robert Wearner, «Newton: Man of the Future», *Signs of the Times*, febrero de 1999, p. 27; citando a I. Bernard Cohen, «Isaac Newton's Papers and Letters on Natural Philosophy», p. 928].
2. Swenson, *More Than Meets the Eye*, p. 114.
3. George Mueller, *Autobiography of George Mueller* (London: J. Nisbet and Co., 1906).

Capítulo 9

1. Archie P. McDonald, *William Barrett Travis: A Biography* (Austin, TX: Eakins Press, 1976).

Capítulo 10

1. C. S. Lewis, *The Four Loves* (NY: Harcourt Brace & Company, 1960). Existe una edición en español con el título *Los cuatro amores*.
2. Lewis, *The Four Loves*.
3. Lewis, *The Four Loves*.

Capítulo 11

1. Swenson, *More Than Meets the Eye*, p. 184.
2. Swenson, *More Than Meets the Eye*, pp. 184-185.
3. Swenson, *More Than Meets the Eye,* p. 185.

ACERCA
DEL AUTOR

L Dr. James P. Gills recibió su título de médico en el Centro Médico de la Universidad Duke en 1959. Llevó a cabo su residencia en oftalmología en el Instituto de Oftalmología Wilmer de la Universidad Johns Hopkins de 1962 a 1965. El Dr. Gills fundó el Instituto de Cataratas y Láser de St. Luke en Tarpon Springs, Florida, y ha realizado más cirugías de cataratas e implantes de lentes que cualquier otro cirujano ocular del mundo. Desde que estableció su práctica en Florida en 1968, ha estado firmemente comprometido a adoptar nuevas tecnologías y perfeccionar las últimas técnicas de cirugía de cataratas. En 1974, se convirtió en el primer cirujano ocular de los Estados Unidos en dedicar su práctica al tratamiento de cataratas mediante el uso de lentes intraoculares. El Dr. Gills ha sido reconocido en Florida y todo el mundo por sus logros profesionales y su compromiso personal de ayudar a los demás. Ha sido considerado por los lectores de *Cataract & Refractive Surgery Today* como uno de los cincuenta mejores líderes de opinión en cuanto a cataratas y refractivos.

Como oftalmólogo de renombre mundial, el Dr. Gills ha recibido innumerables premios médicos y educativos y ha sido incluido en la lista de *Los Mejores Médicos de los Estados Unidos*. Como profesor clínico de oftalmología en la Universidad del Sur de la Florida fue nombrado por los líderes académicos oftalmológicos de todo el país como uno de los mejores oftalmólogos de los Estados Unidos en 1996. Se ha desempeñado en la junta directiva del Colegio Estadounidense de Cirujanos Oculares, la junta de visitantes del Centro Médico de la

Universidad Duke, y la junta de asesores del Instituto de Oftalmología Wilmer en la Universidad Johns Hopkins.

Si bien el Dr. Gills tiene muchos logros e intereses variados, su enfoque principal es restaurar la visión física de los pacientes y brindar iluminación espiritual a lo largo de su vida. Guiado por su fe fuerte y perdurable en Jesucristo, busca animar y consolar a los pacientes que vienen a St. Luke y compartir su fe siempre que sea posible. Fue con el fin de compartir sus ideas con los pacientes que inicialmente comenzó a escribir sobre temas cristianos. Siendo un ávido estudiante de la Biblia durante muchos años, ha escrito numerosos libros sobre la vida cristiana, con más de nueve millones de ejemplares impresos. Con la excepción de la Biblia, los libros del Dr. Gills son quizás los más solicitados en el sistema penitenciario de los Estados Unidos. Han sido suministrados a más de dos mil prisiones y cárceles, incluidas todas las instalaciones del corredor de la muerte en la nación. Además, el Dr. Gills ha publicado más de ciento noventa y cinco artículos médicos y es autor o coautor de diez libros de referencia médica. Seis de esos libros fueron éxitos de ventas en las reuniones anuales de la Academia Estadounidense de Oftalmología.

¿Disfrutó este libro?
En Love Press nos complacerá saber de usted si
La prescripción de Dios para el miedo y la preocupación
ha tenido un efecto en su vida o la vida de sus seres queridos.
Envíe sus cartas a:
Love Press
P.O. Box 1608
Tarpon Springs, FL 34688-1608